ヘルス・イン・
ユア・ハンド

I0471307

脊柱側湾症の方のための、
健康的な妊娠・出産完全ガイド

ケビン・ラウ博士について

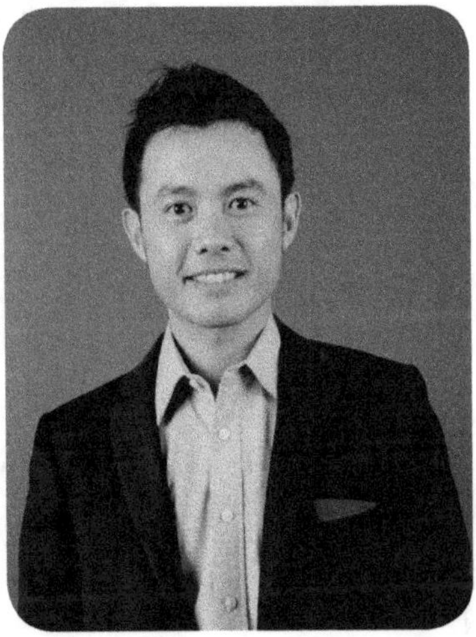

ケビン・ラウ博士は、脊柱側湾症予防と治療に関する製品を数多く作り出しているヘルス・イン・ユア・ハンド社の創設者です。彼の著書である、"自然療法による脊柱側弯症予防と治療法"(英語、スペイン語、中国語、フランス語、ドイツ語版、イタリア語、韓国語もあり)を中心に、予防と矯正を目的とした関連エクササイズDVD、そして革新的なiPhoneアプリScolioTrack(スコリオトラック)といった製品があります。

ケビン・ラウ博士は、オーストラリア、メルボルン市にあるRMIT大学でカイロプラクティックの博士課程を卒業、そしてホリスティック栄養学の修士号も取得しています。また博士は、脊椎変形症の保守的治療において国際的に権威ある脊柱側湾症整形外科リハビリテーション治療国際学会 (SOSORT)のメンバーでもあります。

博士はまず、シュロス方式エクササイズを勉強し、その後Clear Institute Methods(クリア・インスティチュートメソッド)を活用しているクリニックで働くようになり、シンガポールで初めて手術に頼らない側湾症医療を紹介しました。脊柱側湾症における非外科的治療についての研究開発と、その普及に全力を尽くしています。博士は、"The role of calcium and vitamin D in the prevention of low bone density and Adolescent Idiopathic Scoliosis (AIS) in prepubertal women."「思春期前女性におけるカルシウムとビタミンDによる骨密度低下と側弯症の予防について」など2つの論文を発表しています。自身の脊椎異常に関する研究をもとに、"自然療法による脊柱側弯症予防と治療法"を執筆し、同書は中国語、日本語、スペイン語、フランス語、ドイツ語に翻訳されています。ラウ博士は、大学で取得した教育と人生を通して続けられる自然主義的予防療法を組み合わせた、心と体そして、精神にも健康な生き方を提唱しています。

彼は栄養学、そして病気とその癒しについての真理の探求を通し、世界各地のあらゆる患者さんへの正しい教育に人生を注いでいます。博士は、東南アジアで最も歴史あるシンガポール最大の日刊英字紙「ザ・ストレイツタイムズ」から"Best Health-care Provider Awards" という最も医療貢献した人に与えられる賞を受賞し、PrimeTime Channel News Asiaでも取り上げられました。

ケビン・ラウ博士の業績、仕事だけでなく、博士個人についてもっと詳しく知りたい方は博士のウェブサイトへどうぞ。

www.HIYH.info

皆さんからの連絡をお待ちしています！Facebook，やTwitter、Google+ 、ブログで博士とチャットすることも可能です。

www.facebook.com/Scoliosis.jp

www.mixi.jp/show_profile.pl?id=49406121

http://wwwyoutube.com/drkevinlau

SOSORT

脊柱側湾症整形外科リハビリテーション治療国際学会

脊柱側湾症に関する看護と保守的な治療における功労をここに記す

ケビン・ラウ博士

シンガポール、シンガポール

資格

脊柱側湾症整形外科リハビリテーション治療国際学会準会員　2012年

会長　ステファノ・ネグリーニ博士
イタリア共和国

総書記　パトリック・ノット博士　PA-C

序文

情報が氾濫する今の世の中、インターネットは個々の特有な病状について調べたい時、かえって混乱や如何わしい情報を与えることがあります。またそれら多くの情報の中から、信頼できる医学的に認められた情報を見極めることも困難なことです。ですから本書を参考にすることによって、脊椎側湾症の方が妊娠した場合にもっとも不安に思われる二つのポイント — 妊娠中に側弯症を悪化させない栄養の取り方とエクササイズの仕方に関して、待望の回答が得られることでしょう。

この貴重な本書の序文を私が書かせていただけることは、とても名誉あることだと受け止めています。博士が、脊柱側湾症と妊娠というテーマについて本書を執筆された点は高い賞賛に値するものです。なぜならこれは本当にたくさんの人が悩んでいるテーマだからです。側湾症の経験豊かなカイロプラクター以外に誰が、側湾症を持ちながら妊娠するという複雑な状況を理解し、その専門知識をシェアすることができるでしょうか。ケビン・ラウ博士は、メルボルン市（オーストラリア）にあるRMIT大学でカイロプラクティックの博士課程を卒業され、そしてホリスティック栄養学の修士号も取得しておられます。また脊柱側湾症整形外科リハビリテーション治療国際学会 (SOSORT) のメンバーでもあられます。

本書は、脊柱側湾症の患者さんが健康な妊娠生活を過ごす助けとなる、素晴らしい情報源です。脊柱側湾症が妊娠生活にどの様な影響を与えるのか、また健康維持のためにどういった策があるのか理解したい方すべてに本書をお勧めします。

シッダント・カプーア, インド医学外科学学士 D.N.B.
整形外科医
ニューデリー、インド

脊柱側湾症の方のための、健康的な妊娠・出産完全ガイド

あなたの背骨と赤ちゃんを守る、出産までの月ごと妊娠完全ガイド

著者 ケビン・ラウ博士
序文執筆 シッダント・カプーア,
インド医学外科学学士 D.N.B. (整形外科医)

ヘルス・イン・
ユア・ハンド

第1版

カバーデザイン　ネマンジャ・スタンコビッチ
ブックデザイン　ジゼル・マレンファント

ケビン・ラウ博士
302 Orchard Road #06-03,
Tong Building (Rolex Centre),
Singapore 238862.

ヘルス・イン・ユア・ハンド社製作
エクササイズＤＶＤ、オーディオブック、iPhoneアプリScolioTrack（スコリオトラック）に関する情報はこちらから：

www.HIYH.info
www.ScolioTrack.com

Printed in the United States of America

ISBN: 1484872657
EAN-13: 978-1484872659

免責事項

この書籍に含まれる情報は教育目的におけるものです。疾病の診断、治療を目的としてはおらず、専門家による適切な医療アドバイス、介在、治療を代行するものではありません。書籍にある情報の適用で発生するいかなる結果も、読者個人の責任にあります。著者および出版社はこの書籍内の情報を適用し、それを原因として、もしくは原因と疑われるいかなる害にも一切の責任を負いません。健康状態に問題のある、もしくは疑わしい部分がある個人は、この書籍内の情報を適用する前に、資格を有する医療従事者の助言を得ることを強く推奨します。

著者からの謝辞

本書を私の家族、そして私の患者達に捧げます。彼らの愛情と支え、そして激励は常に私の原動力となり、脊椎の働きと真の健康をよりよく理解するための助けとなっています。

本書発行に尽力してくださった方へ感謝をこめて

ナイジェル・オブライアン(グラフィックデザイナー, イギリス) ― 世の中にあふれる数多くの本に引けを取らない、素晴らしいフロントカバー、エンドカバーを提供してくださいました。

ジゼル・マレンファント (グラフィックデザイナー, カナダ) ― 本書全体のデザイン、レイアウトはすべて彼女が担当してくださいました。読者を考えた彼女のデザイン全般に関するアドバイスに感謝します。

キャシー・ブルーインズ(編集者, アメリカ合衆国) ― 彼女が持つ作品への責任感と、仕事に対する細かな配慮に敬意を表して。

長嶋歓 ―（翻訳校正・編集者, フィリピン共和国） ― 彼は医療専門知識をもって日本の側湾症の方に貢献できるよう献身的に本書の編集・校正に協力して下さいました。

敷地由紀（翻訳家, アメリカ合衆国） ― 私の前作"自然療法による脊柱側湾症予防と治療法"での素晴らしい訳に引き続き、今回も担当して下さいました。大好きな国である日本の妊婦さんに、本書を届ける橋渡しをしてくださったことに感謝します。

Tamaki Tokita （医療翻訳・校正者、オーストラリア）― 本書では新たなサポートをしていただける専門知識ある方との出会いという素晴らしい出来事がありました。本書に注がれた彼女の尽力に感謝します。

目次

妊娠と脊柱側湾症 - はじめに

あなたが本書に興味を持たれたということは、多分あなたは既に脊柱側湾症が何であるかご存知で、ご自身の妊娠にどんな影響があるのかを心配されているのだと思います。脊柱側湾症についてある程度の情報は集められているかもしれませんが、この病気は、医療研究者の間でもまだ多くの研究、考察が続いている病気です。

これは主に、研究者がまだ脊柱側湾症発症の原因や要素の解明に成功していないという現実からくるものです。非常にありきたりな医者は、脊柱側湾症には治療法がなく、装具を着用して矯正したり、手術するしか改善方法がないと唱える人もいます。

その一方で、手術は単に湾曲という症状を改善するだけの対処療法でしかない、という医者に出会うこともあります。脊柱側湾症による症状や奇形が、手術後５年以内には元の湾曲状態に戻ってしまったと文献に記されたケースもあります。

脊柱側湾症を発症させるとされる原因に関する理論は数多くあり、どれもまだ決定的なものではありません。医者全員が異議なく合意できる原因や治療法がまだないとはいえ、良く考慮されたホリスティック（全体を考えた）な食事や特別に考案されたエクササイズと健康的な生活習慣は、脊柱側湾症患者にとても幸せで快適な生活を送る助けになると示す実証的な研究結果があります。　脊柱側湾症の有無に関わらず、妊娠期間は女性にとって負担のかかるものです。妊娠第１期の始めから出産に至るまで、様々な症状が発生することが考えられますが、その中のどれが実際に自分の妊娠生活に起こるのかは、まったく分かりません。妊娠初期の数ヶ月はいわゆる悪阻で苦しむ人もいますが、まったくそういった不快感を体験しない人もいます。また、９ヶ月の妊娠期間ずっと、胸焼けを経験する人もいます 。

このように妊娠期間に体験する症状については何のパターンもありませんが、それでも貴重な妊娠体験を素晴らしいものにできるようにするためのガイドラインはいくつかあります。妊娠第３期の赤ちゃんを体内に抱えることによる荷重を考えただけでも、あなたの背骨にかかる重量や圧力の量は相当なものです。脊柱側湾症のない普通の妊婦でさえ、重いものを持ち上げることや、エクササイズは背骨に一生涯の損害をあたる可能性があると注意されます。

脊柱側湾症をもつ妊婦の場合は特別な観点から注意をする必要があります。なぜなら、通常の妊娠生活に関する注意点だけでなく、脊柱側湾症であるためにより多くの注意点を考える必要があるからです。脊柱側湾症をもつ妊婦であっても、どのような合併症になる可能性があるのか理解していれば、側湾症が悪化しないように対策を取ることができます。

妊娠と脊柱側湾症が重なったからといって、自然分娩が不可能ということにはなりませんし、健康な赤ちゃんが産めないということにもなりませんので、どうぞ安心してください。また妊娠期間中、必ず合併症が起こるということでもありません。気持ちを落ち着けて、あなたの湾曲した背骨が妊娠生活に悪影響を与えないためには、何を知っておけば良いのか、本書を読み進めて確認してください。

第1章

脊柱側湾症とは何か?

脊柱側湾症ついての完全な知識を得ることは、あなたの体の状態について理解するのに一番良い方法です。脊柱側湾症という病気についてあらゆる面から理解しておくことで、正しい情報と認識を持って自分の症状に立ち向かえます。疑問が出る度に、かかりつけのお医者さんに電話をするというのも実用的ではありませんし、疑問に答えてもらうためだけに、一日おきに医者の所へ出かけていくというのも大変なことです。しかし、妊娠生活における疑問や、脊柱側湾症が妊娠に与える影響への心配は、妊娠中、常に感じるものでしょう。

妊娠期間のどのステージでも、それが脊柱側湾症による影響で起こっているか懸念させる具体的な症状があると思います。腰の痛みは妊娠による普通の痛みかもしれませんし、または脊柱側湾症によるものかもしれません。また現在経験している胸焼けが、妊娠による症状なのか、食生活を変えることで改善できるものなのかといった疑問をもつかもしれません。こういった質問の多くに自分で答えられ、安心できるようになるためには、脊柱側湾症とは何なのか、妊娠期間の各ステージで起こりうる症状とは何か、妊娠期間中にこれらの症状がどういった形で深刻化する可能性があるのか、そして、症状の原因とそれらがどのように赤ちゃんへ影響するかを理解する必要があります。

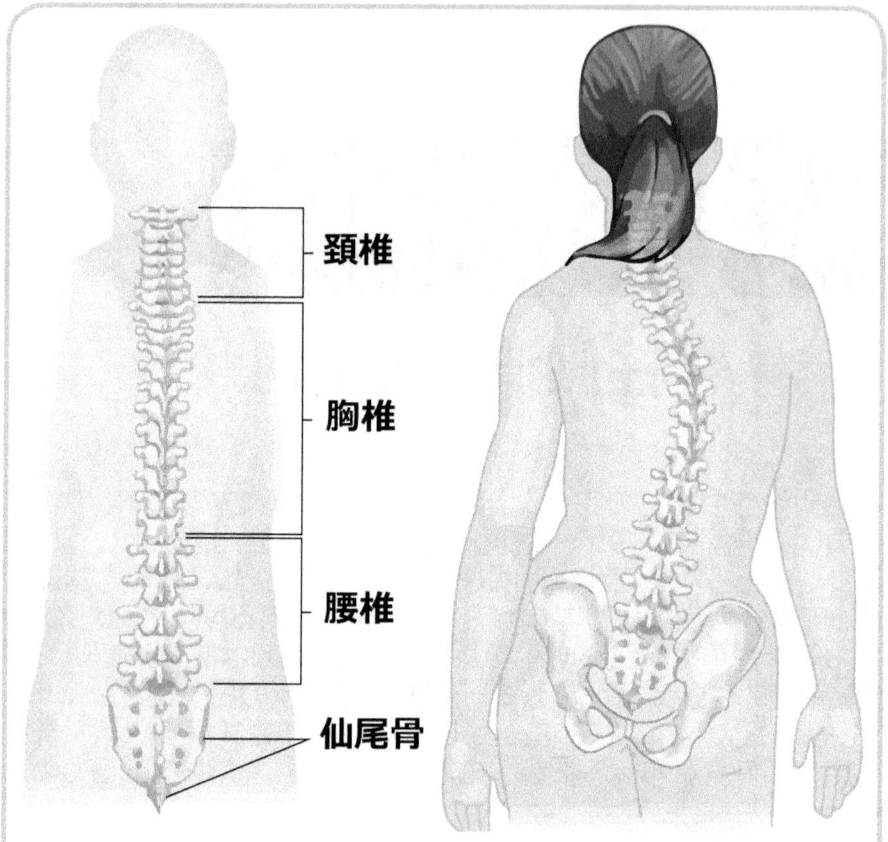

健康な脊椎の湾曲　　脊柱側湾症

また、脊柱側湾症治療に可能な手段すべてについて調べ、あなたひとりが辛い思いをしているのではなく、同じような体験をしている人がたくさんいる事を理解するのも重要です。脊柱側湾症に苦しみながらも、妊娠される女性はたくさんいます。脊柱側湾症は、男性に比べ女性のほうが高い確率で進行しますが、多くの脊柱側湾症をもつ女性は自然分娩をしています。

みなさんの好奇心をこれ以上膨らませる前に、脊柱側湾症について様々な角度から理解を深めていきましょう。

脊柱側湾症は全世界で1,000人につき3～5人の割合で発症し、アメリカ国内には700万人の患者がいる病気です。皮肉なことに、症状に悩む患者の大部分が、自分が側湾症であることに気づいていないのです。これは、多くの医者が軽度の脊柱側湾症の症状を見逃していることによるものです。時には、脊柱側湾症だと診断されたにも関わらず、患者さんが高齢であり、観血的治療(メスを入れたり縫ったりする手術のこと)をおこなうリスクが高いために、まったく無視されてしまうケースもあります。

脊椎側湾症おこす原因についての統一的見解や軽度の側湾症を治す治療法などがないため、患者に診断結果を伝えないで済ます医者がほとんどです。本書の後のほうで、自分の体に疑うべき点や問題がないか、脊柱側湾症かどうかを医者に診察してもらうべきかどうか、友人の助けを借りて自宅で調べる方法を紹介しています。

脊柱側湾症は曲がっているという意味のギリシャ語 “skolios”に語源を持ちます。これは脊椎が異常な形で湾曲する症状からついたものです。健康な脊椎を後ろから見た場合、骨は真っすぐに見えるはずです。側湾症で背骨が湾曲していない人は、背骨を正面から見た場合も真っすぐのはずです。脊柱側湾症の患者さんは、脊椎が曲がっています。

骨のどの位置が湾曲しているかは、各女性によって違います。湾曲がひとつだけある患者さんもいますし、背骨のあちこちにいくつもの湾曲がある患者さんもいます。ほとんどの場合、脊椎の形は “S”字型もしくは“C” 字型に湾曲します。

ほとんどの患者さんは、10歳から15歳の間に脊柱側湾症を発症します。大半の診断はこの年齢グループでおこります。症状は女性の方が高い割合で発症し、女性と男性での罹患の比率は3.6 対 1です。湾曲の症状は著しく早い割合で進行することから、女性であるあなたは自分の脊柱側湾症により注意する必要があります。湾曲が30度以上の女性と男性の患者の割合は更に偏りがあり、10 対 1です。女性であることで、あなたは通常よりも緊急に対処する必要がある湾曲を発症する確率が8倍にもなります。

脊柱側湾症だと診断されている方の中には、もう既になんらかの治療を受けている方もいると思います。体の状態や状況を悪化させるような薬や理学療法そして手術を避けるなど、妊娠中であるあなたと、あなたの赤ちゃんにとって最善の方法を取っていくようにしてください。

また、多くの脊柱側湾症のケース（およそ5件のうち4件）が20度以下の背骨の湾曲だというのも事実です。この程度の湾曲は簡単なテストでは発見されにくく、それゆえにほとんどの場合で見過ごされてしまっています。また立ったり、歩いたり、座ったりしても、この程度の湾曲は目立ちません。骨の成長が完了していれば、このような軽度の湾曲を治療する必要はありません。

しかしながら、妊娠中は、20度までの軽度な湾曲であっても大きな障害となる問題に発展する可能性があります。もし自分の症状に疑いがあったり、脊柱側湾症の可能性があるのでは、と疑われる場合は、医者を訪ねて診察、診断をしてもらい、妊娠、出産に備えて必要な準備ができるようにしてください。妊娠期間中9ヶ月間がより楽に過ごせるようになるエクササイズがありますし、あなたの脊椎とお腹の赤ちゃんを健康に保ち、赤ちゃんを健やかに育てるのに必要な、全ての栄養が摂取できる脊柱側湾症患者に役立つ食生活ガイド（第11章に紹介）もあります。

あなたが10代の頃に脊柱側湾症と診断されたのであれば、定期的に検査を受けて症状を観察する必要があります。これは、10代ではまだ骨の成長が完了しているとは考えられず、それゆえ湾曲の度合いが進行している可能性が高いからです。

時に脊柱側湾症は、体の側面から確認できる脊椎の湾曲である後湾症と混同されます。つまりこれは、体の正面から脊椎を見た場合、湾曲がこの角度からでは見られないために正常だと見なされるからです。脊椎は、前方に異常な形で曲がることもあり、この症状がある人は背中が丸まって見えます。異常という言葉に重点をおいているのは、脊椎というのは基本的に曲がっているもので、胸椎と呼ばれる背骨の真ん中の部分は、自然な状態でも前から後ろへ湾曲しているからです。

ときおり脊柱側湾症は前湾症と混同されることもあります。前湾症とは脊椎の湾曲が横から見た時に見えるものです。これはからだの前方から見た時には湾曲が見えず背骨がまっすぐに見えることを意味します。背骨が前方向に異様に曲がっているため背中が丸まってみえます。この際、異常な背骨の前湾というのが前湾症診断のキーワードになります。なぜなら正常な背骨はすでに前後のゆるやかなカーブが背骨の中心、特に胸椎部分にあるからです。

その他に良く側弯症と間違われるものに後湾症があります。これは症状が似ていて双方とも脊椎の湾曲に関わる病気だからです。後湾症の湾曲も前湾症と同じように体の側面からしか見ることができません。体の前後どちらから見ても、レントゲン写真に写る脊椎を見ると、骨は直線上にあるはずです。背骨の異常な湾曲は体の側面からのみ確認でき、脊椎は異常な形で後方に曲がって見えます。ここで再度確認しますが、頚椎と呼ばれる脊椎上部、もしくは腰椎と呼ばれる脊椎下部に見られる背骨の後方湾曲は、正常な脊椎の湾曲ですので後湾症と混同されないようにしてください。

あなたが脊柱側湾症患者で、どのように症状に対処すべきか心配しているなら、悩む必要はありません。本書を読んでくださっているという事実が、自分の脊柱側湾症に対して前向きに取り組もうとしていることを証明していますし、現存する様々な治療法やセラピーについて、興味を持っていることを示しています。

一般的に、脊柱側湾症は運動療法、装具着用、手術などの手段を用いて治療します。ホリスティック療法を用いて治療する医者の中には、脊椎の正常な成長とその維持を助けるために、患者さんに健康的な食生活をするように注意する人もいます。これについては私が初めて執筆した"自然療法による脊柱側弯症予防と治療法"に詳しく書いてあります。ホリスティック的な取り組み方は多くの場合、妊娠中の患者さんにも適した選択肢です。というのも、治療の内容は赤ちゃんにとても良いものだからです。ホリスティック療法はまた、胎児が先天性脊柱側湾症を発症する可能性を減らすのにも役立ちます。

もし脊柱側湾症の背骨の状態が気がかりで医者を訪ねる場合は、具体的にあなたが経験している症状や痛みなどのサインを確認してから、医者の所へ行くべきです。つまり、自分で可能な限り、自分の脊柱側湾症の特徴について注意を払っておく必要があるということです。これは脊柱側湾症をもつ妊婦の方にとっても大切なことで、万が一自分の子供に側弯症が遺伝してしまった場合でも、その特徴を知っておくことで早い時期に側湾症を発見することができる可能性があるからです。脊柱側湾症は遺伝と関係がある病気ですから、側湾症をもつ母親が側湾症の原因などを理解しておくことは大切なことです。あなたのお子さんは、あなたと同様の症状を発症する可能性が高いのですので、脊柱側湾症発症のきっかけとなる可能性のある環境因子を理解しておくことは、多くの場合側湾症発症の予防となるのです。

学校での集団検診も早期に脊柱側湾症を発見するのに役立ちます。思春期の脊柱側湾症の平均は約30度で、治療をしないと一年ごとに7度ずつ進行するとされています。早期に脊柱側湾症を発見できた場合は、ひどく悪化しないように湾曲の進行を抑制することが可能です。これは特に病気の進行が早いとされる女子にとっては重要なことです。

更に、脊柱側湾症にはいくつか違った種類があります。自分の脊柱側湾症がどの種類なのか判別できると、症状への対処がしやすくなります。これにより、あなたは妊娠期間中の時でも、より良く脊柱側湾症とつき合うことができます。脊椎側湾症のいくつかのタイプを以下に記載しました。なかには一つの脊椎側湾症のタイプだけに当てはまらず、いくつかのタイプが重なって発症しているケースもあります。

- **先天性脊柱側湾症** – これは、生まれつき脊椎の異常がある患者さんの側湾症です。
- **特発性脊柱側湾症** – この種類の脊柱側湾症は、はっきりした原因が分からずに発症するものです。発症する本当の理由がいまだ解明されていないことから、脊柱側湾症のほとんどがこの特発性脊柱側湾症に属します。乳児の側湾症、若年性側湾症、思春期側湾症そして成人の脊柱側湾症の多くは、特定できる要因、病気、症状、または原因となる出来事が見つからない場合、特発性と診断されます。脊柱側湾症全体の約80%が特発性であり、そのほとんどが思春期の女性に発症すると推定されています。症状が3歳未満で発症した場合は、乳児特発性脊柱側湾症と呼ばれます。3歳から10歳の間に側湾症と診断されると、若年性特発性脊柱側湾症とみなされ、10歳以降で発症した場合は、思春期特発性脊柱側湾症と診断されます。
- **神経筋原性側湾症** – 他の病気の影響によって、脊椎が湾曲するケースもいくつかあります。その場合のほとんどが、他の病気から派生して起こる二次的な症状です。筋肉制御が乏しくなったり、筋力が弱くなる病気がある人は、脊柱側湾症が発症する危険性が大きくなります。二分脊椎、脊髄性筋萎縮症、脳性小児まひ、マルファン病、または身体外傷や衝撃などが、多くの場合脊柱側湾症が派生して起こる病気です。神経筋原性側弯症はたいていの場合、非常に重度の症状で、常に積極的な治療が必要になります。

- **変性側湾症** – 成人になってから初めて脊柱側湾症が発見される場合、一般的に変性側湾症と診断されます。この種類の脊柱側湾症は、関節炎、脊椎炎、もしくは背骨を支える靭帯や軟組織、筋肉の衰えのような、様々な要素によって発症します。このタイプの脊柱側湾症を引き起こす可能性があるその他の要因としては、骨粗鬆症、椎間板変性症、そして椎骨の圧迫骨折があげられます。中には、極端に悪い姿勢や悪質な生活態度が原因であるというケースもあります。

- **機能性側湾症** – 機能性側湾症は、背骨以外の体の他の部分にある変形が原因となって発症するものです。片方の足の長さがもう一方より短かかったり、背中の筋肉のけいれんからこの種類の側湾症が発生します。

- **脊柱側湾症のその他の発症理由** – 類骨骨腫のような脊椎にできる腫瘍、これは一般的に脊椎にできる良性腫瘍で、非常に激しい背中の痛みを伴いますが、こういった腫瘍が原因で脊柱側湾症が発症する場合もあります。一番の理由は痛みを和らげるために患者さんがより楽な姿勢をとろうとして、背骨を片側へより曲がった状態にするからです。長期間これが続くと、脊椎の変形が起こり、これが脊柱側湾症へとつながります。

第2章

脊柱側湾症になる要因とは？

研究者や医療従事者が、まだ完全に理解できていない数多くある病気のひとつが脊柱側湾症です。特発性脊柱側湾症の正確な原因は、現在でも発見されていません。しかし、それで不安になる必要はまったくありません。なぜなら、脊柱側湾症が発症、進行する時に著しく影響するとされる要因は分かっているからです。脊柱側湾症の常在度や、発病、進行に影響を与える可能性があると医者が考えている要因のいくつかには、ホルモンバランスの不均衡、機械的もしくは遺伝的障害、栄養摂取がきちんとできていない、などが含まれます。

あなたが本書を読まれている今も、脊椎の異常な湾曲について明確な原因を解明するために、研究がおこなわれています。付随して発生する各種の症状を理解することで、脊柱側湾症になる要因を、より深く解明できると感じている学者もいます。実際に彼らは、これらの症状を研究し、脊柱側湾症を引き起こすきっかけとなるいくつかの主要な原因と思われる事実を発見しました。ですから、側湾症につながる正確な理由が分かっていなくても、側湾症を起こすと考えられる様々な要素を理解することが、病気の予防や症状進行のコントロールを確実にする助けになるのです。あなた自身が側湾症で悩んでいるとしても、あなたの生活において危険要因と思われることを取り除くことで、あなたの赤ちゃんが脊柱側湾症になる危険性を減らし、より健康な出産を確実にすることが可能かもしれません。

可能性が高い側湾症の原因としてまず取り上げられるのが、**マグネシウム不足**です。僧帽弁逸脱症(MVP)と呼ばれる心臓の病気を持つ人は、脊柱側湾症も発症しやすいとされています。インドでおこなわれた研究では、僧帽弁逸脱症と診断された子供のうち、55%が脊柱側湾症でもあるという結果が出ました。ＭＶＰはまた、男性より女性により多く見られる点でも類似していると考えられています。双方とも病気の症状は、思春期に悪化します。

非常に早い時期からメタボリックタイピングという学説を提唱され、革命的な書籍"Biochemical Individuality（生化学的個性）"の著者でもあられる、ロジャー・Ｊ．ウィリアムス博士 は幼児に十分とされる食事の栄養は、青年、特に思春期に入る若者には不十分だと言及しています。その時期の体に必要な栄養の変化にそって栄養摂取も変化しなければ、様々な栄養素の欠乏が生じます。また、僧帽弁逸脱症と診断された患者のうち、最大85%の人がマグネシウム欠乏症でもあるともいわれています。ＭＶＰの患者がマグネシウム補給治療をすると、症状に回復が見られるとする研究もあります。

さらに、マグネシウム不足は骨粗鬆症や骨減少症の原因としても認識されており、骨粗鬆症と骨減少症は脊柱側湾症と非常に強い関連があると考えられています。そしてまた、マグネシウムが体内に不十分だと、筋肉異常収縮の原因となることが知られており、これは脊柱側湾症の引き金となる問題であるのは既に説明しました。

ビタミンＫは脊柱側湾症の存在に著しい影響を与えるもう一つの栄養素です。ビタミンK欠乏症になると月経中の出血が長引くといった過度の出血をひき起こすことを示した研究が既に多くなされています。ビタミンＫ欠乏症によって起こる他の症状には、尿に血が混じる(血尿)、青あざができやすい、消化管出血、鼻血などがあります。ビタミンＫ欠乏症はまた、脊柱側湾症と並行してしばしば発症するもう一つの症状である骨粗鬆症とも関連があります。

低エストロゲン症、つまりエストロゲンという女性ホルモンレベルの低下も脊柱側湾症と関係があるとされています。もしあなたのエストロゲンレベルが低ければ、骨粗鬆症または骨減少症になる可能性がより高くなります。この2つの病気はしばしば脊柱側湾症と共に見られます。

職業柄低体重を維持しなければならなかったり、普通に低体重である女性は低エストロゲン症になりがちです。細い体型を維持するために、いつもダイエットをしている女性の方が脊柱側湾症の発症率が高いことを示す研究が数多く発表されています。例を挙げると、バレエダンサーの方が脊柱側湾症や疲労骨折の発生率が24～40%も高いとする研究があります。中には、新体操選手と対照グループを比較した場合、新体操選手の方が脊柱側湾症発症率が10倍高いとする研究もあります。女性運動選手は一般女性に比べ、脊柱側湾症になる率が高いことが知られています。低エストロゲン症と関わりがあると考えられる他の症状には、骨折、過度の関節柔軟性、思春期の遅れ、そして、低体重があげられます。

ビタミンDと亜鉛の不足もまた、脊柱側湾症の発症に関係する可能性があります。 亜鉛、ビタミンD摂取量が低い食生活をしている人は、胸部がへこむ症状を起こしやすくなります。医学的には漏斗胸と呼ばれ、これも、脊柱側湾症と密接な関わりがあるとされる症状のひとつです。

これらをまとめると、マグネシウム、亜鉛、ビタミンK、ビタミンD、セレン（セレニウム）、そしてエストロゲンが低レベルである状態は脊柱側湾症の発症率を高くすることにつながるといえます。脊柱側湾症は遺伝的に受け継ぐものであるとする研究者もいます。これも一般的に認められている発症要因です。これについては研究が継続していますが、CHD7遺伝子が先天性の脊柱側湾症発症と関連があるとされています。

脊柱側湾症が遺伝によるものという仮説は、あなたの親族に脊柱側湾症患者がいる場合、あなたにも同様の症状が起こる可能性が25%から35%になる、という事実から確認できるといえます。両親が側湾症患者である場合は、その子供の発症確率が40%になります。あなたと配偶者が側湾症であるなら、あなた方のお子さんにも側湾症が発症する確率は40%あるというわけです。しかしながら、体に良い栄養摂取を考えた食生活を妊娠前、妊娠期間中、そしてまた出産後継続するといった注意点をいくつか守ることによって、生まれてくる赤ちゃんに側湾症を遺伝させる危険性を減らすことができます。

遺伝による発症について書きましたが、その一方で、一卵性双生児に必ずしも同様の症状が発症しないことも知られています。これにより、脊柱側湾症が遺伝以外の事実によっても発症することが分かります。

あなたには親として、わが子に側湾症を遺伝させずに済むように出来る限りすべてのことをし、病気についての事実を理解するという責任を果たす義務があるのです。早い段階で病気の状況を発見し、その進行を抑えられるように、ご自分のお子さんに脊柱側湾症の症状が見られないか注意して観察するようにしなければいけません。お子さんに定期健診を必ず受けさせるようにしましょう。毎日の生活習慣に運動を取り入れるようにし、脊椎の健康を維持できるようにします。脊柱側湾症患者に適した食生活（第11章に詳しく記述）を取り入れて、家族全員が健康で快適な生活が送れるようにしましょう。

私は長年にわたって、多くの脊柱側湾症患者の治療をおこなってきましたが、その間にたくさんの患者さんから自分が側湾症になった原因が良くない姿勢で寝ていたからではないか、重たいものを持ち上げたからではないか、筋肉に過度な負荷をかけたからか、という質問をされました。これらは論理的な脊柱側湾症の原因のように聞こえますが、実際にはまったくそうではありません。しかしながら、脊柱側湾症患者であり、湾曲した脊椎がある場合、重たいものを持ち上げたり、決まった体勢で眠るとひどい痛みや不快感、つっぱりを感じることがあるかもしれません。

研究者が脊柱側湾症の決定的な発症原因を発見しようとしてはいますが、いまのところは、脊柱側湾症は様々な要因によって発症する病気であるということになります。現在では、脊柱側湾症患者には構造的、神経学的、生化学的、そして遺伝的な異常があり、それらによって脊柱側湾症が発症することが認められています。

長年にわたり、何千という脊柱側湾症患者の病歴を見てきた私が達した結論は、欠陥のある遺伝子や生態力学的に異常な力、バランスの偏った栄養摂取、体の物理的な非対称、脳内の問題、ホルモンバランスの崩れといった要因のひとつ、もしくは複数によってエストロゲンレベルが下がり、その結果として脊柱側湾症につながるというものです。

第3章

脊柱側湾症と妊娠 – その関係について

まず最初に大事なことを確認しましょう。脊柱側湾症は、あなたが母親になる喜びを奪い取るような病気ではありません。あなたが脊柱側湾症であっても、妊娠を避ける必要などまったくありません。脊柱側湾症という病気が遺伝子との関わりがあることから、側湾症ではない人と比べた場合に、あなたのお子さんに発症する可能性がその分だけ少し高いことさえ理解していれば良いのです。

そしてもうひとつ、頭に入 れておく必要があるのが、側湾症の方は、妊娠中や出産後に到るまで体を痛めないように特別のケアが必要になるであろうという点です。お腹の赤ちゃんによって脊椎に更なる負担がかかることになるので、妊娠中、胎児と母体の双方に危険な状態がおこらないように充分注意することが必要です。

研究者のほとんどが、脊柱側湾症は遺伝子との強い関わりがあると考えています。数多くの特発性側湾症および先天性側湾症が毎年見られるのは、遺伝が主な理由と考えられています。遺伝子があなたの容姿、行動、感情に大きく関与しているのとまったく同じ理由で、あなたがどの病気にかかりやすいのかにも大きく関与しています。これらの遺伝子はあなたが特定の病気にかかる危険性を高くしています。

確かに、脊柱側湾症の発症は遺伝との関わりがあります。しかし、これは、脊柱側湾症を持つ母親から産まれる全ての子供が発病することを意味しているのではありません。幸いなことに、自分の子供に受け継がれる遺伝子に対して、私達は何も出来ないというわけではないのです。遺伝子自体は変えられないとしても、私達には遺伝子がどう発現するかを抑制できる力があるということです。遺伝子は様々な環境要因、栄養、食生活や生活習慣によって、文字通りスイッチが入ったり切れたりします。ですから、それらの要因をうまく管理すれば、遺伝子が私達の体や心に害を与える悪影響を軽減することができます。2009年には遺伝子検査が民間でおこなえるようになりました。既に多くの研究は完了していますが、この分野の更なる研究は今後も引き続き必要です。ですが、脊柱側湾症に関しては、特定の遺伝子が　どのように湾曲の進行に影響しているのかを解明することができました。この発見は、患者さんに手術が必要かどうかを判断できる重要な基準を提供し、また病気が、適切な栄養を含む食生活と、エクササイズで管理できる程度なのかを診断するのにも役立ちます。

遺伝子から得られる情報は役に立つ？

興味深いことに、遺伝子研究は脊柱側湾症患者さんに新たな希望をもたらしてくれました。　しかし側湾症を持つ妊婦に関する研究の部分はまだ進行中です。

それでも、先天性の脊柱側湾症のようないくつかのタイプについては、遺伝子テストは神経線維腫症、筋ジストロフィー、そして筋障害のいくつかといった症状ついて見極めることが可能です。更に、妊娠期間中に定期的におこなわれる超音波エコー検診によって胎児の脊椎成長の異常について調べることができます。

ただし、1世帯における複数の側湾症発病例はあまり見られないことから、母親の側湾症が胎児へ遺伝する可能性は非常に少ない、と専門家は指摘しています。

この分野に関するヒトゲノムの広範囲な研究がおこなわれ、ＤＮＡの中に思春期特発性脊柱側湾症と関連する、いくつかの一塩基多型と呼ばれる遺伝子マーカーの存在が発見されました。53個ものこういった遺伝子マーカーが検出され、脊柱側湾症は生体力学的な奇形とみなされるようになりました。また、ヒューター-フォルクマンの法則によると、湾曲進行の度合いとその速度は不均衡な力のかかり方に影響されるとされています。ヒューター-フォルクマンの法則では、重力による負荷と不均衡な力が脊椎にかかることによって脊椎の再構築が起こる可能性があるとしています。

脊柱側湾症である母親にとって、自分の赤ちゃんの健康に対する懸念も重要ですが、出産後の自分自身の健康にも大きな心配があります。妊娠が自分の側湾症に与える影響や、出産が脊椎の湾曲に悪影響を起こすのではと心配されているかも知れません。事前にこういったことに注意を払うのはとても良い事です。なぜなら、安全で楽な出産ができるように前もって準備できるポイントがあるからです。ですが、不安材料ばかり気にする必要はまったくありません。脊柱側湾症がありながらも、自然な通常分娩をして、健康な赤ちゃんを出産することは十分可能だからです。あなたの赤ちゃんが脊柱側湾症を発症する危険性が高いとしても、発症の可能性を少なくできる栄養療法が数多くあります。ご自分の脊柱側湾症に注意を払い、妊娠中に食べる食物に気をつけていれば、あなたの赤ちゃんに側湾症が発症することはまったくないかもしれないのです。

私達の体は何兆もの細胞からできており、その細胞ひとつひとつにＤＮＡと呼ばれる遺伝コードが含まれ、これによって私達にはいろいろな特徴が現れます。このコードを変える、つまり遺伝の基本内容を"書き換える"には何世代もかかることが分かっています。この遺伝子コードの他に、更にエピジェネティクスマーカーと呼ばれる化学物質があります。この化学物質は、遺伝子に指令を与える役目を持っています。遺伝子に指令を与えて、特定の遺伝子の発現を制御するわけです。ここで注目しておきたいのは、エピジェネティクスマーカーを活動させ、特定の遺伝子を活性化、不活性化させる制御が、あなたが食べる食物と関わりがあるという点です。これは脊柱側湾症のある母親にとって、適切な食物を取ることは、側湾症誘発遺伝子を活性化させるエピジェネティクスマーカーを抑制することになり、ゆえに自分の子孫にその遺伝形質を伝達しないですむことを意味します。

シダーズ・サイナイ医療センターの医療遺伝研究所でおこなわれた研究によると、脊柱側湾症はある特定遺伝子の突然変異が原因である可能性もあるとされています。この研究ではまた、子宮内で胎児が成長する際、脊椎の正しい形成には充分なレベルのカルシウムが必要であると発表しています。つまりこの研究は、遺伝的に脊柱側湾症が発症しやすい人でも、栄養が実際の発症の可能性に大きな影響を与えていると信じられる充分な理由を提供してくれています。

脊柱側湾症がある女性でも通常の妊娠・出産ができると、全ての研究者が考えていますし、それを証明する事実があります。

Phillip Zorab氏とDavid Siegler博士 によっておこなわれた信頼性あるアンケートによると、64人の脊柱側湾症を持つ妊婦さんのうち、どの方も出産において重大な医療的合併症はおこらなかったとされています。アンケートに参加した女性のうち、17%が息切れを、21%が腰痛の悪化を訴えましたが、それでもなんとかなる程度の症状だったと答えています。そして、ほとんどの女性が自然分娩し、17%の女性にのみ、他の出産上の問題から帝王切開がおこなわれました。

こういった結果があっても、妊娠していない女性と比べ、妊婦女性の方が脊柱側湾症の進行レベルが高いという事実があります。それゆえに、食生活とそこから摂取する栄養、エクササイズ、普段の姿勢、睡眠時の姿勢、そして出産時の体勢に、より注意が必要です。これらの内容について学ぶことは全て、健康で快適な通常の妊娠生活を送るのに役立ちます。

それに加え、上記に挙げた点に注意を払っていた妊婦女性は、そうでなかった女性と比べ、出産後の合併症が起こる度合いが少ないとされています。

中には最初に手術を受け、脊柱側湾症を治してから妊娠する必要があると感じる女性もいます。しかしこれは、ScoliScore（スコリスコア） AIS予後診断テストを知っていれば必要ありません。この新しい遺伝テストは、思春期特発性脊柱側湾症患者のDNAを解析し、脊椎の湾曲進行の可能性を調べるものです。このテストは、医者が、この患者は今後手術をする必要性があるかを診るのに役立ちます。軽度の湾曲がある思春期特発性脊柱側湾症（AIS）と診断された患者のうち、非常に多くの人（約 85～90 %）が 手術を必要とする事態にはなりません。これは、あなたの湾曲がコブ角10～25度なら、手術や治療をする必要を心配しなくても良いことを意味します。適切なエクササイズと正しい栄養を含んだ食生活で、あなたとあなたの赤ちゃんの健康な生活が保証されるのです。スコリスコアAIS予後診断テストは、結果判断の正確さが99%とされており、非常に信頼性の高いものだと証明されています。

そうは言うものの、妊娠によって湾曲がある程度の影響を受ける可能性がある点は理解しておく必要はあります。あなたの妊娠がどう進んでいくかによって、自然分娩になるか、それとも帝王切開することになるかが決まります。出産の中には、硬膜外麻酔の使用で合併症が起こることもあります。しかし、こういった合併症は、腕の良い麻酔科医や熟練した婦人科医なら適切に対処できる類のものです。

コブ角とは何？

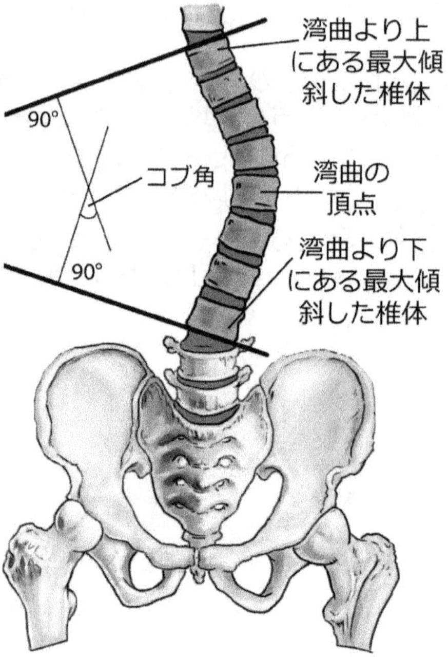

"コブ角"という定義は全世界で使用されており、特に脊柱側湾症の場合は、脊椎の奇形の程度を計測・数量化するものです。コブ角の計測は国際脊柱側湾症研究会でも承認されており、脊柱側湾症の評価における"至適基準"です。側湾症の進行記録を数量化するのに用いられる基準です。コブ角は1948年にはじめて、脊椎湾曲の角度計測方法としてジョン・R・コブ博士によって提唱されました。そこから彼の名前を取って"コブ角"と呼ばれるようになったのです。

どのようにコブ角を計測するのか？

コブ角を計測するには、レントゲン撮影が必要になります。

1. 最大傾斜した湾曲を発見し、その上部にある椎体の上縁と並行な線をひきます。
2. 次はその最大傾斜した湾曲の下部にある椎体の下縁と並行な線をひきます。
3. この2本の並行線を伸ばし、直角をなす交点を見つけます。
4. この平行線によってできた角度がコブ角です。

第4章

脊柱側湾症の症状と診断、そして合併症

脊柱側湾症の徴候と症状を理解することはとても大切なことです。その理由は2つあります。まず一つ目は、症状を理解することによって自分で側湾症の程度を判断し、それに合わせてあなたの生活様式を改善できるからです。二つ目の理由は、側湾症がある母親として、自分のお子さんに同じ病気が発症しているかどうかを判断するのに、側湾症の徴候や症状を知っておく必要があるからです。

湾曲した脊椎は非常に多くの合併症を引き起こす可能性があります。ですから 、もし湾曲の進行が極端に進んでいない初期の段階で発見できれば、湾曲の進行を遅らせるいろいろな処置や療法があるのです。つまり早期に側湾症を診断できたら、食生活、エクササイズ、その他自然的な療法を取り入れることで、健康的で充実した生活を維持することが可能なのです。

脊柱側湾症の症状

以下に、良く見られる脊柱側湾症の症状を挙げました。あなたの体の状況を判断するのに役立ててください。本書で後に述べているエクササイズを正しくおこなうのにも役立ちます。以下の症状の有無を確認して、あなたが脊柱側湾症かどうかを判断してください。

- 胴体または首が片側に逸脱している
- 筋肉の発達が体の両側で非対称である
- 顕著に肩甲骨が非対称である
- 肋骨の突出
- 臀部の高さの非対称
- 足の長さが左右で同じではない
- 腰痛または、背中の痛みがある
- 疲労感
- 長時間座ったまま、または立ったままなど、一定の姿勢でいるのが困難
- 呼吸が困難である（湾曲が70度以上といった非常に重度な場合）

自宅でこのような脊柱側湾症の症状を確認すると同時に、医者に診断してもらうことも大切です。普段の定期健康診断では、軽度の湾曲は医者に見過ごされてしまう可能性もありますが、側湾症の診断を目的として医者を訪ねる場合、本当にあなたに脊柱側湾症があるのかどうかを調べるテストを用いた診察を受けることになります。

脊柱側湾症という症状は、医者が脊椎の湾曲に特に注目していないことが多い定期健診では、たまに気づかれない程度のほんの少しの湾曲から始まることが多いのです。10度から20度くらいの湾曲の場合、見てはっきりとわからないことが多くあります。自分でも、肩の高さや臀部の高さの非対称を気づかないかもしれません。

脊柱側湾症の湾曲は骨の成長が完成するまで進行し続けるとされています。その進行の度合いには、遺伝や環境、栄養状態、生活様式など様々な要因が関わってきます 。

多くの場合、側湾症は友人や家族が、患者さんの肩や臀部の不均衡に気づいて発見されます。脊椎湾曲の変化は潜行性（気づかないうちに進むもの）なので、こういった悪化に気づかないことも多くあります。進行中の脊柱側湾症がある場合は、以前は体に合ってい

た洋服がなぜかぴったりしないことで気付くこともあります。ズボンの長さが、片足だけ長いことで気付く場合もあります 。

10度以下の湾曲は軽度と考えられ、ゆえに医者は特にこれといった治療法を指示しません。姿勢に気をつける、エクササイズや食事療法といった適切な処置をすれば、この程度の湾曲ならば自然に矯正することが可能です。湾曲が悪化して治療が必要になるケースは、こういった軽度脊柱側湾症のうちの1/3以下です。その代わりコブ角が30度前後と診断された側湾症は、そのほとんどが悪化すると考えられています。

ただし、あなたの側湾症が中程度であっても、その進行をうまくコントロールするための重要ないくつかのことに気をつけていれば、その効果によって数年後の症状をはるかに良い状態に保つことができます。　脊椎の健康に役立つ適切な栄養取得の目安を知って、食事に注意をすれば、湾曲の進行を抑えるといった側湾症の悪化を防ぐことが可能になります。また、同時にあなたの後の人生において、側湾症が引き起こす可能性のある深刻な合併症を防ぐことができます。

脊柱側湾症による合併症

非常に数多くの医学的病気や症状が脊柱側湾症となんらかの関わりを持って発症することがあります。発症率の高いたくさんの合併症に加え、脊柱側湾症は、それ以外の病気を発症させる危険性を高めることも意味します。つまり、健康を維持するためにはそういった病気についても用心する必要があるということです。

脊柱側湾症と関わりがあるとされる病気のいくつかを次に挙げました：

- **エーラス・ダンロス症候群**　—　皮膚脆弱症とも呼ばれ、先天的にコラーゲンの形成能力に異常があることから発症する結合組織疾患です。
- **シャルコー・マリー・トゥース病**　—　筋肉の萎縮や筋力の低下、感覚の麻痺を主徴とする遺伝性疾患です。

- **プラダー・ウィリー　症候群** ―　羅病率（病気の発生率）が極めて少なく、7つの遺伝子が欠けている、発現していない、または発見できないことから起こる病気です。言葉発達の遅れ、運動機能の不足、肥満、睡眠障害などが起こります。性の発達の遅れや不妊などの原因にもなります。
- **脳性小児まひ** ―　大脳の損傷によって起こる病気で、広範囲にわたる運動機能障害を発症します。この病気は痙直型、アテトーゼ型、失調型、運動失調型、固縮型に分類されます。
- **脊髄性筋萎縮症** ―　神経細胞と筋肉に関わりのある病気で、筋力の低下や萎縮を引き起こします。
- **筋ジストロフィー** ―　この筋肉の病気も遺伝性と考えられています。病名のとおり、筋肉タンパクの異常や筋肉細胞、筋肉組織の壊死を引き起こす病気です。
- **チャージ症候群** ―　網膜の部分欠損（コロボーマ）、心奇形、後鼻孔の閉鎖、知能発達遅滞、陰部形成異常や膣カンジタ症、難聴を主症状とした遺伝性の病気です。
- **家族性自律神経失調症** ―　ライリー・デイ症候群とも呼ばれ、自律神経系の異常から発症する病気です。症状としては、痛みに対して無感覚になる、成長発達の遅れ、涙が分泌できないなどといったものがあります。
- **フリードライヒ運動失調症** ―　これも遺伝性の病気で、言語障害や歩行障害、心疾患、糖尿病などを引き起こします。
- **プロテウス症候群** ―　ベックウィズ・ヴィーデマン症候群とも呼ばれます。この病気は骨の発達異常、皮膚の過剰成長、体内の腫瘍形成を引き起こします。
- **二分脊椎** ―　胎芽期に神経管が完全に発達せず正常に閉塞されないことから起きる先天性異常です。
- **マルファン症候群** ―　結合組織の病気であり、骨格系、心臓、眼、中枢神経にも影響を及ぼす遺伝子疾患でもあります。
- **神経線維腫** ―　神経に沿って腫瘍が成長する病気であり、様々な種類の神経に関連する症状が起こります。

- **先天性横隔膜ヘルニア** ― 横隔膜に先天性の異常がある病気です。
- **半身肥大症** ― 身体の左右の大きさが異なる場合で、体の片側がもう片側よりも大きいといった症状が起こります。この病気から特定の癌が発症する危険性が高くなります。

たくさんの恐ろしい難病名が挙げられたリストに見えますが、こういった病気が発症することは実は稀で、脊柱側湾症があるからといって、必ずこれらの病気が発症するというわけではありません。これらの病気には、脊柱側湾症との強い関わりがあるとされているので、注意しておくべき症状として参考にしてもらうために挙げました。

脊柱側湾症であっても、手術の必要もなく普通に人生が送れる可能性も充分にあります。つまり側湾症であるからといって、必ずしも手術を行い、それに伴う危険なリスクに身を晒す必要もないわけです。ただし、脊柱側湾症の患者の約5%は、残念ながら基本的な日常生活を送るために手術が必要となります。手術には軟組織に炎症をおこす危険性や、呼吸困難、神経損傷、内出血などの危険性も考えられます。手術を受けることを検討されている方は、最新の統計結果を考慮してみてください：側湾症の手術を受けた患者の約5%が手術後5年以内にはなんらかの形で症状が再発したり、悪化しているというのです。これは、脊柱側湾症が持つ性質は手術で矯正したからといってすぐに消え去るものではないことを示しています。更に、多くの研究者が、外科的手段で脊椎を矯正することは不可能で、単に表面的に見た目を改善する処置でしかないと感じています。

側湾症が引き起こす可能性があるこれらの身体的合併症に加え、さらに患者に与える精神的なトラウマも心配されます。ひどい場合には、患者の生活に制限が起こる原因ともなります。若い年齢の患者は、公の場で装具を着用するのを、非常に不快で恥ずかしいことと感じる方もいます。痛みや日常生活への制限、そして自分の体の異常が皆に知られることは、多くの人にとって憂鬱な気分になる原因になります。ですから病気についての正しい知識を得て、勇気を持って病気に立ち向かう必要があります。正しい栄養摂取の方法、食生活、そしてエクササイズの知識を手に入れそれを行うことができれば、側湾症の症状をうまくコントロールし、心配することなく過ごすことができるようになるのです。

診断

あなたの家族に脊柱側湾症患者さんがいる場合、自分のお子さんの症状に注意を払うのは大切なことです。あなたのお子さんの脊柱に側湾症があるかどうか、また確認のために医者に見せるべきかどうかを調べる、家庭でできる簡単なテストがあります。

脊柱側湾症かどうかを知り、また医者に診察を受けるべきかを判断するのに役立つ簡単なテスト方法は次のように行います。まず結果を記録できるように、紙とペンを用意します。それから、骨の位置に印を付けるための丸い紙のシールを用意します。そして次の手順に従ってテストをします。

1. お子さんに前屈してもらい、背骨に沿って指を動かしながら、脊椎の突起部分にシールを貼っていきます。前屈してもらったほうが、突起が顕著に見えるのでシールが貼りやすくなります。全ての突起部分にシールが貼れているか確認するために、首の後ろに 6ヶ所、背中に12ヶ所、腰に5ヶ所のシールがあるかみてください。つまり合計で23個のシールがあるはずです。23個全てが見つかっていない人もいるかも知れません。もし全部見つからなくても大丈夫ですので、心配しないでください。側湾症かどうかの診断にも影響することではないので、この段階で突起部分が全て見つからなかったとしても早まった判断をしないでください。

2. お子さんにまっすぐ立ってもらい、体の力を抜いてリラックスしてもらいます。背中に貼ったシールが直線上にあるかを確認してください。シールを辿る線がどこかで曲がっていたり、湾曲しているようなら、それを記録しておきます。簡単な人体図を書いて、どの部分に湾曲があるかを記録しておくと役立ちます。

3. また、次のポイントについても確認してください。

    a. 一方の肩が、もう片方より高い位置にあるか　—　もしそうならどちら側が高いか？

    b. 一方の胸郭が、もう片方より高くなっているか　—　もしそうならどちら側が高いか？

    c. 一方の肩甲骨が、もう片方より突き出ているか　—　もしそうならどちら側か？

d. 一方の臀部が、もう片方より高くなっているか ―
もしそうならどちら側が高いか？

e. 一方の腰椎が、もう片方より突き出ているか ―
もしそうならどちら側か？

4. 今度はお子さんに、手のひらを合わせてもらって、そのまま前屈してもらいます。先ほど確認したポイントを再度確認して、必要なことを記録しておきます。

一方の肩がもう片方より高い位置にある、一方の肩甲骨が、もう片方より突き出ている、一方の臀部が、もう片方より高くなっている、一方の胸郭が、もう片方より高くなっている、一方の腰椎が、もう片方より突き出ている、そしてシールが辿る線に湾曲がある、といった発見がなかった場合、お子さんには何の心配もありません。しかし、ほとんどの点に当てはまるということならば、側湾症に詳しい医者の診断を受けるべきです。先ほどのテスト項目の全てではないですが、いくつか当てはまる所があるという場合は、観察結果についての疑問点を取り除くために、医者に診断してもらうと安心です。あなたのお子さんに軽度の脊柱側湾症があっても、家庭でのテストではそれに気づかない可能性もあります。なんの治療もせずに病気を放置し湾曲を進行させるより、こういった形で用心するに越したことはありません。

鋭敏な洞察力を持つ医者であっても、側湾症に関して診察していない場合には、側湾症による軽度の湾曲は見過ごしてしまうことがあります。ですから、家族の中にこの病気に悩んでいる人がいる場合には、側湾症の検診をして欲しいとはっきり依頼することが大切です。

実際の診察では、医者は家族の既往歴について、あなたにいろいろな質問をするはずです。他には、虚弱体質かどうか、筋肉の痛みについて、日常生活や活動に制限やあるかどうかなどについて、聞かれます。

次に、普通は服を脱いで前屈してもらうように言われます。こうすることで、脊椎の湾曲状態を特定するのに役立ちます。これはアダムス式前屈検査と呼ばれるものです。テストでは、膝を伸ばしたまま前屈し、両腕を前にぶら下げるようにします。この体勢だと、脊椎の湾曲、体全体、肩、臀部、肋骨の左右対称がよく分かり、医者が診察しやすくなります。体の運動範囲や反射神経も、一般的にはこの診察時に確認されます。 もしそれが最初の検診の場合には、進行の程度を評価するために身長、体重もを測定することがあります。しかしながらこれらの検査は、実際に確実なものだとはいえません。多くの腰部脊椎側湾症、そして側湾症全体の15%がこの検査では発見されていない、といわれています。ですから、ある程度信頼性のあるテストとして用いることはできますが、更なる詳しい検査なしで最終診断を下すのに用いられるべきではありません。

スコリオメーター（脊柱側湾計）によるテストがおこなわれるケースもあります。これは脊椎の湾曲程度を計測する機器を使用しておこなわれます。また家庭で気軽に側湾症の状態と計測ができる革新的なスマートフォン用のアプリ、ScolioTrack（スコリオトラック）でも計測が可能です。このアプリを使えば、医者を訪問し、高額なレントゲン撮影を受ける必要がありません。更に、計測した内容を保存し、あなたの側湾症の進行を記録しておくこともできます。どのタイプのスマートフォンでもダウンロードが可能です。ScolioTrack（スコリオトラック）に関する更に詳しい情報は、本書の参考文献のセクションをご覧ください。

この段階で医者が脊柱側湾症の疑いを持った場合には、体重負荷をかけた脊椎全体のレントゲン撮影をします。撮影では体の前方もしくは後方からと、側面もしくは縦方向の断面からの映像を撮ります。初回のレントゲン撮影で診断された湾曲の程度によって期間が変わりますが、このようなレントゲン撮影を3ヶ月ごと、もしくは一年に一度という具合に、定期的におこなうように医者から指示されます。湾曲の進行を観察するためです。

コブ角測定をおこない、脊椎にある湾曲の重度を計測します。角度の計測は、湾曲が起こっている脊椎部分の最上部にある椎体の上縁と最下部にある椎体の下縁を使用しておこなわれます。湾曲が複数ある場合には、それぞれの箇所でそれぞれの角度の計測をおこなうこともあります。

アダムス式前屈検査

学校や小児科医、　内科医で最も多く行われているのが（アダムス式前屈検査）というものです。

テストでは、子供に足を揃えて立たせ、膝を伸ばして、腕を前に垂らして前屈してもらいます。こうすると、脊椎の湾曲がより分かりやすくなります。一方が他方より上がっているといったバランスの取れていない胸郭やその他の変形など、脊柱側湾症の兆候を観察できます。

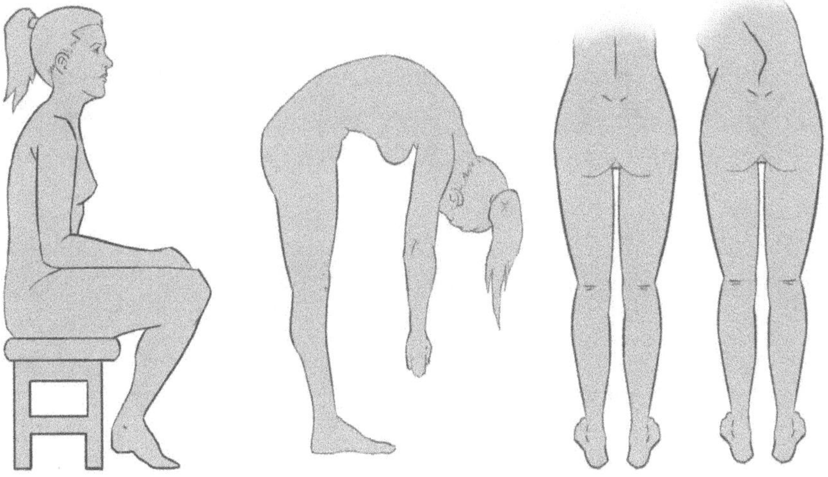

しかし、アダムス式テストはもっとも多くみられる腰椎に異常のある脊椎側湾症の発見にはあまり有効ではありません。アダムス式テストでは15%ぐらいの確率で脊柱側湾症を見落とすことがあるので、多くのエキスパートがこのテストを単独での診査方法とするのは推奨していません。

第5章

脊柱側湾症によって生じる健康障害

これまでは、脊柱側湾症とは何か、発病する主な各種要因、病気の症状やお子さんへの遺伝の可能性などについて説明してきました。次は側湾症による健康への影響について詳しく見ていきましょう。

脊柱側湾症が妊娠に影響し、不安をもたらすことは明らかです。妊娠で胎児を抱えるのがどれだけ大変な事かは言うまでもないことでしょう。9ヶ月間、体内に新しい命を育てながら生活することになりますし、後半は更に、赤ちゃんの体重分を常に体内に抱えるため、非常に負担のかかる状態になります。

ほとんどの妊婦さんが妊娠による側湾症の悪化や、出産時に外傷が発生する恐れ、また側湾症が及ぼす赤ちゃんへの影響を心配しています。1950年より以前には、妊娠は脊柱側湾症の湾曲を著しく進行させると広く考えられていました。また更に、脊柱側湾症は受胎力の低下に大きく関与すると考えられていました。しかし度重なる研究によって、双方とも間違った情報であることが証明されてきたのです。

それでも妊娠によって長期間にわたって過重がかかることから、脊椎の湾曲がより悪化すると考える人は未だにいます。あなた自身も赤ちゃんが育ち、大きくなる子宮が体の各部分に与える負荷によって、結果、側湾症が悪化するのではと考えるかも知れません。妊娠にともなって発生するいろいろな問題の中でも、腰痛が、妊娠の最終期である第3期での最も大きな懸念でしょう。妊娠によって慢性の腰痛になってしまうのではないかと恐れる人もよくいます。

脊柱側湾症を持つ女性の妊娠には、いくつかの合併症が懸念されますが、その多くは側湾症の程度と、妊娠期間中の背骨へのケアの仕方に大きく影響されます。軽度の側湾症なら、通常の妊娠同様に、妊娠中何の問題もなく過ごせる可能性も充分にあります。この場合、食生活そして特別に考案されたエクササイズの実施だけを注意するだけで、他に心配はいりません。食生活とエクササイズは健康な妊婦さんも含めて、全員が注意するべき点でもあります。

しかし、中程度または重度の脊柱側湾症を持つ方は、通常よりひどい腰痛を経験するかもしれません。腰痛は人口全体の80%が人生の間に経験すると研究で発表されているほどによくある症状です。ゆえに、赤ちゃんの成長に姿勢が影響を受け、大きくなる赤ちゃんに合わせて腹筋が最大限まで伸展せざるを得ない妊婦さんにとって、腰痛が起きるのは自然なことといえます。妊娠第2期の後半から出産、更には出産後も腰痛が続く可能性があります。ですが、正しいエクササイズを行うことで、腰痛を軽くし、悪化の予防ができるということは知っておいてください。

重度の脊柱側湾症がある患者さんは、息切れやその他の呼吸に関するトラブルに悩むかもしれません。これは妊娠第3期に、赤ちゃんが成長して横隔膜を押し上げることで経験します。腰痛と同様に、これも妊娠の第3期に入る妊婦さんが多く悩まされる症状です。しかし、側湾症を持つあなたの場合は、この症状がより顕著に現れ、負担となるかもしれません。ですから呼吸に関するトラブルが起きないように、健康な妊婦さんよりも更に重点を置いたケアが必要です。更に詳しい内容については、本書の妊娠最終期に関するセクションを参考にしてください。

まとめると、脊柱側湾症を持つ女性の妊娠生活では、痛みのケアが大切で重要な位置を占めるといえます。これは実際の出産に至るずっと以前から気をつけていくべきことです。というのも、妊娠期間が進むに従って、成長する赤ちゃんを支える負担と同様に痛みも徐々に悪化していくからです。

あなたが重度の脊柱側湾症患者さんである場合は、出産方法も違ってきます。湾曲や症状の程度によっては、脊柱側湾症があっても通常の出産ができる幸運な方もいます。しかし、硬膜外麻酔使用や帝王切開をしなければならない患者さんもいます。あなたがどのような出産方法を取るかの最終決定は、医者による判断が必要ですし、あなたの健康状態、出産時の赤ちゃんと母体の状態、脊柱側湾症湾曲のレベル、そして合併症その他の影響によっても変わってきます。現在では側湾症患者であっても、自然な経膣分娩が可能であると考える女性が増えてきています。

ひとつ確認しておくべきことは、ご自分の側湾症の状態を正しく理解し、最初に産婦人科を訪ねる際に、自分には側湾症があることをきちんと伝える必要がある点です。こうすることにより、産婦人科医が側湾症に詳しい専門家またはカイロプラクターと連絡を取り、どのように妊娠に対応していくか、また、あなたと赤ちゃん双方に安全で健康的な妊娠生活を確実にするために必要な注意点について話し合ってもらえるようになります。

側湾症の矯正手術を受けた方は、だいたい6ヶ月から1年間は妊娠を避ける必要があります。妊娠によって体が受ける負担に備えるために、体が手術の影響からしっかり回復している必要があるからです。また、各個人によって背骨の状態、治療法などには違いがあるので、妊娠を計画する前にかかりつけの医者と相談するのも大切です。

たくさんの注意点、問題点などを書いてきましたが、もう一度確認しておきたいのは、あなたの側湾症が非常に重度ではない限り、また日常生活、栄養管理、そしてエクササイズに関して正しい対策を怠らなければ、湾曲の進行が進む危険性は増加しません。ただ骨粗鬆症や退行性椎間板変性症にかかりやすい方の場合、長時間同じ体勢で座っている状態は脊柱側湾症を起こす素因になります。

脊柱側湾症の方で、骨が成熟（Risser Grade 4）している355人の女性を対象にした研究が行われました。研究では、この女性を２つのグループに分けました。グループ A は最低1度は妊娠経験のある女性175人、グループ B は妊娠未経験女性180人を集めました。双方のグループが今まで受けた脊柱側湾症の治療法は、同じような内容になるように分けました。その後各グループの湾曲の進行程度が記録され、全体の25%の女性が5度以上の湾曲進行、そして10%の女性に10度以上の進行が見られました。これらの結果が双方のグループに同じような確率で現れ、記録されたので、湾曲の進行度合いは、妊娠の有無に関与されることがない事が証明されました。

更に、妊娠時の年齢も症状の進行に影響がない事が分かりました。グループ A の女性に出産について調べてみると、4人の女性が困難を伴った出産経験があるのを除いて、他の女性には出産時に合併症の兆候が見られなかったと分かりました。帝王切開をしたケースもいくつかありましたが、これは側湾症とは関係のない事情によるものでした。

腰痛は妊娠中を通じてケアしていかなければならない懸念のひとつです。脊柱側湾症がある妊婦女性の50%に腰痛がみられます。痛みの管理法は、その原因が本質的に腰堆にあるのか、または仙腸骨にあるのかで変わってきます。妊娠後期において、特別に考案されたエクササイズをしたり、体を動かすことの制限や、車椅子の使用、その他の療法が腰痛をケアする方法として認知されていますので、これらを用いてみると良いでしょう。

脊柱側湾症治療のために使用できるこれといった薬がない状況から、鎮痛薬を使用している患者さんもいるかと思います。脊柱側湾症治療に薬を使用している患者さんは、服用している薬について産婦人科医と相談しておくのが妥当です。治療に用いられている薬の中には、胎児に異常を起こすと知られているものもあるので、妊娠を計画する前に服用薬についてきちんと確認する必要があります。こういった薬の使用は、妊娠を計画する前に服用をやめる方が、後になって後悔せずに済むので最善の選択といえます。

脊柱側湾症を持つ女性が妊娠を考える場合、もうひとつ考える必要がある点は、排便と排尿機能に関する問題点です。排便、排尿機能に問題がある方は、妊娠期間中、症状が悪化する可能性があります。また出産の時にうまくいきむことができず、吸引分娩や鉗子分娩をしなければならないこともあります。

ですが、脊柱側湾症があるからといって出産時に赤ちゃんに与える影響については、心配することは全くありません。多くの場合、どのような出産方法がとられるかは、脊柱側湾症ではなくその他の要因が大きく関与します。赤ちゃんが逆子であるとか、子宮頚部が開かないといったことが影響する要因としてあげられます。妊婦に脊柱側湾症があるという理由だけで、帝王切開がおこなわるケースはほとんどありません。

あなたに脊柱側湾症があるからといって、あなたの赤ちゃんが先天性脊柱側湾症を持って産まれてくるという可能性も高くはありません。しかし、将来お子さんが成長していく過程で、特発性脊柱側湾症を発症する可能性は非常に高いので、これには注意しておく必要があります。

第6章

従来の脊柱側湾症治療

あなたの医者が提案する治療選択肢は、湾曲の程度や、あなたの性別や年齢、あなたが骨成熟に到達しているるか、体全般の健康状態、湾曲箇所などを含む要因によって変わります。

あなたの脊柱側湾症の程度によっては、生活に特に支障なく暮らしていける可能性も充分にあります。しかし、脊柱側湾症は人の寿命を平均して14年縮める病気です。加えて、自然分娩を妨げることはないとはいえ、脊柱側湾症が妊娠時に更なる合併症を引き起こす原因となることが分かっています。合併症の中には、安全な妊娠生活を送るために、注意して予防すべき合併症があります。

多くの医者が脊柱側湾症の対処として"経過観察"を勧める傾向にあります。これは、現代医学を用いて医者がおこなえる側湾症を完治できる一般的治療法がないことから来るものです。軽度の脊柱側湾症では、医者は、定期的な通院をしてレントゲン撮影をし、湾曲の進行を調べる経過観察を勧めます。

25度以上の湾曲がある側湾症の患者さんは、まず間違いなく、装具着用をするようにいわれるでしょうし、４０度以上の場合は、手術を受けることにもなりかねません。このような選択肢については以下に詳細を書きましたが、側湾症に悩んでいるあなたにも、その進行を食い止めることがまだ可能である事も忘れないでください。また、そういった治療や療法は、湾曲の予防や改善だけでなく、あなたのお子さんや子孫に側湾症が遺伝する可能性を減らすというメリットもあります。

医者がおこなう治療の選択肢が充分でないという点はそれほど驚くことではありません。それは、医者も脊柱側湾症を完全に治療できる方法があることを知らないからです。これは診断される脊柱側湾症の大部分が本質的に特発性であることにより生じています。現在でも異常な脊椎湾曲がどういった理由で起こるのか、その原因は分かっていません。

側湾症による湾曲は骨格の発育不全によるものなのか、結合組織の問題なのか、それともその他の遺伝的な問題や生活環境によって湾曲が発症するのかと推測することしかできません。

医者が積極的に治療する選択肢を勧める場合、装具着用が最も多くおこなわれる方法です。現在たくさんの種類の装具がありますが、ほとんどに開発された場所にちなんだ名称が付いています。どの種類の装具を治療に使用するかは、あなたの湾曲の位置と程度によって決まります。よく使用される装具には、次のようなものがあります：

- **ボストン型装具** ― 別名、胸腰仙椎装具（TLSO）とも呼ばれます。ボストン型装具は腕の下に胴を覆うように着用します。アンダーアーム型装具と呼ばれた時期があったのもこのためです。脊柱側湾症患者さん一人ひとりの体の湾曲状況に合った装具を作成します。プラスティックを体に合わせて成型し、3 点固定の原理に基づいて湾曲の凸部に圧力をかけて湾曲の進行を抑えます。腰椎や胸腰椎部分に湾曲がある患者さんに処方され、一日のうち最低でも23時間着用する必要があります。

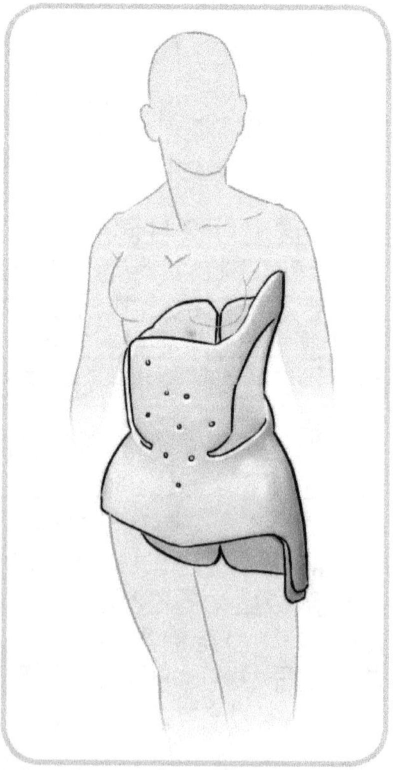

- **ミルウォーキー型装具** ― 頚胸腰仙椎装具とも呼ばれるこの装具はボストン型とよく似ていますが、装具に固定された垂直の棒によって支えられた、首に付ける輪が付いてい

ます。脊椎胸部の湾曲のために処方され、一日23時間着用する必要があります。

- **チャールストン型装具** — チャールストン型ベンディング装具は、就寝時のみ着用するため、"夜間着用型"装具とも呼ばれます。この装具は横方向に湾曲がある患者に合わせて成型され、湾曲に対して反対方向へ圧力をかけるつくりになっています。この装具での治療は、湾曲が肩甲骨より内側にある場合のみに効果的です。
- **ウィルミントン型装具** — この装具も患者さんの体に合わせて成型されるもので、体を完全に覆う形の装具です。ジャケットような形に成型されており、前開きで、簡単に脱着できるようになっています。内側に患者さんそれぞれの湾曲に合わせた矯正型を成型し、これにより進行を抑えます。
- **プロビデンス型装具** — アクリル樹脂で作られるこの装具は、患者さんの体に圧力をかけて矯正します。圧力をかけるべき場所に正確に力が働くように、石膏を用いて型を取って装具を成型します。
- **シェヌー装具** — シェヌー博士によって開発されたこの装具は、胸部の高度後湾を矯正するためのものです。ポリプロピレン製で、前にあるマジックテープで脱着できます。この装具は3次元方向からの脊柱側湾症の矯正を狙って作られました。
- **スパインコア装具** — 柔軟性のあるこの装具は、コブ角が15度から50度といった軽度の脊柱側湾症患者さんに処方されます。最低でも一日20時間の装具着用が必要になります。この装具は、患者さんの成長に適応するように考えられており、調整できるように作られています。部品は1.5年から2年を目安に交換するようになっています。幼児期の特発性脊柱側湾症には非常に大きな効果をもたらすという結果も発表されました。

装具による治療が非観血的な選択肢であることから、試してみる価値があると思われるかもしれませんが、装具による治療は神経筋原性側湾症や先天性脊柱側湾症にはほとんど効果がないいうことも理解しておくべきです。また、乳児期や幼児期、思春期の側湾症にもあまり効果的ではないとされています。

時に装具着用は非常に恥ずかしい経験になる可能性があり、特に思春期の患者さんには自己イメージに悪影響を与えてしまうこともあります。一日中装具を着用していなければいけないので、多大な苦痛を訴える患者さんもいます。装具治療を始めることを熟考しなければならないのはこういった理由からです。

1984年におこなわれた側湾症装具に関する研究では、装具を着用した患者への効果は微々たるもので、ほとんど重要性はないと発表されています。さらに、対照グループの75%の患者の湾曲が、非進行性であったとも報告されています。ですから、側湾症の湾曲進行の発見と矯正が我々が願っているほど容易で明白に理解できるものとは思えないのです。1993年には、米国予防医療サービス専門作業部会が、"一時的な湾曲の矯正以外に、装具が病気の自然進行を抑制するといえる充分な根拠は見つからない"と発表しています。

ドラン博士とウェインステイン博士は2007年にSpine誌に研究を発表しています。発表では、観察のみと装具着用治療では、どちらにもはっきりした効果は見られないとされています。側湾症手術の予防として考えた場合、どちらの手段も効果的であるといえないということです。アキシアル・バイオテック社のオギルヴィー氏のグループが、装具着用した患者群と、遺伝による情報を参考に推測された別の患者群における側湾症の湾曲と関連するその他の問題についた研究をおこないました。この研究でも、装具着用は側湾症治療にほとんど有効性が得られないと報告されています。

Spine誌（2001年9月号）に、"男性特発性脊柱側湾症患者の装具着用効果について"という記事が掲載されています。記事の内容は、装具着用治療をおこなったにもかかわらず、6度の側湾症の進行が患者全体の74%に起こったというものです。更に、装具着用治療をした患者の46%の湾曲が、手術を要する値に達したとしています。

アイルランド、ダブリンにある小児研究センターからも、"1991年以来、当センターではAIS（思春期特発性脊柱側湾症）の小児患者には装具着用を勧めていない。患者とその周りの人々へ与える有意義な効果があるとはいえないからだ"という記事が発表されています。

その一方で、装具の着用が湾曲の進行を抑制するのに効果的な場合もあるとする研究も発表されています。国際脊柱側湾症研究会(SRS)によっておこなわれた研究によると、特発性脊柱側湾症の女性患者において、74%から93%の高い確率で、装具が湾曲の進行停止に成果をあげているとしています。正確な成功率は、どの種類の装具を使用したかによって変化します。

様々な研究がおこなわれ、発表されていますが、いまだに装具による治療が湾曲の進行に効果的なのかどうか、明確な解答は見つかっていません。セントルイス小児病院の小児整形外科医であるマシュー・B・ドッブス博士とワシントン大学の研究グループによる合同研究では、"AISの患者に対し、湾曲の進行を抑制する目的で装具を用いる治療法は、アメリカで30年もの間、主流とされてきているが、この治療による効果については、まだ謎な部分がある。装具着用治療を受けているにもかかわらず、湾曲が進行する患者もいる。その一方で装具を使用しなくてもまったく湾曲が進行しないAISの患者もいる"としています。セントルイスにあるワシントン大学医学部では、異なる種類の湾曲に対してどの装具着用が効果的なのかを理解する研究をおこなっています。この研究によって、それぞれの湾曲に対し、どのタイプの装具がより効果があるのかという謎を解く答えが見つかると期待されています。また研究者そして医者の間では、この研究が、患者さんに合った装具治療を処方するのに役立つと考えています。

現在のところ、装具着用が脊柱側湾症の効果的な治療選択肢であると、研究によって明白に結論づけられたわけではありません。 イタリア、ミラノにあるイタリア脊椎化学研究所のステファノ・ネグリーニ博士とその同僚による報告では、装具の効果に関する証拠は弱いものであるとしています。装具着用が効果的であるとする研究もわずかながらありますが、確証的なものはありません。

脊柱側湾症治療の分野に関わるほとんどの人間が、現在5年の月日と数百万ドルをかけ、国立関節炎、骨格筋、皮膚疾患研究所によって行われている研究結果を心待ちにしています。この研究が公正かつ正確、そして客観的に進められれば、脊柱側湾症における装具治療やその他の治療法の効果について、多くの解答が見つかることでしょう。

現在私達が理解している情報だけをもとにした場合、装具による治療が効果的な選択肢なのかどうか、はっきりした結論を下すことはできません。少なくとも、研究では装具着用が湾曲の程度を改善したり、進行を抑制したり、手術を回避したり、間違いない効果をあげるとは証明されていません。側湾症の進行に関与する要因は非常に多くありますので、装具を使用した治療において、遺伝要因、栄養面の影響、理学療法の効果、環境要因ではなく、間違いなく装具の効果によって改善があったといえる証拠はとても少ないのが実情です。

従来からの装具治療には様々な欠点もあります。まず最初に挙げられるのが、装具着用には非常な不快感が伴います。また、着用していることが周囲からも明らかに分かるので、思春期の女子の間では特に嫌われる治療法です。装具はその治療の仕方から、当然、患者さんの胸部を完全に覆うように作られる必要があります。そのせいで、装具はかさばり、着用する患者さんに負担がかかるのです。これに加え、装具治療を処方する医者のほとんどが、一日のうち少なくとも23時間着用することが望ましいと考えています。装具によって体が固定された状態から解放されるのは、ほんの少しの時間しかありません。

どの医者も言及したくない点ですが、装具が体にかける非常に強い圧力は、自然と体の動きを制限することになります。時間が経つと、背中の筋肉が弱ってしまい、筋肉萎縮のもとになります。体が装具によって固定されている状態に慣れてしまい、脊椎が本来持つ強さや柔軟性が失われてしまいます。体自体も柔軟ではなくなり、装具を着用していないときに怪我をしやすくなってしまいます。また、装具が常に肋骨にかける圧力のせいで、胸部に変形を引き起こし、側湾症に加えて更に重大な合併症を引き起こす原因にもなります。

側湾症矯正に装具を使用する場合に患者の精神面に与える影響についても触れました。昼夜にかかわらず、一日中、常に体が固定された状態でいることを想像してみてください。数時間で外せる点や四六時中体に密着して、圧力がかかっていない点から考えても、鎧を着るほうがまだましですね。最近発表された研究では、装具治療を経験した患者の60%が、装具は生活に不自由さを与えたと感じ、14%は心に傷が残った、としています。自分自身や自分の子供にこういった辛い思いをさせたくはないですよね？ 装具は、治療をしていく中で医者から勧められる可能性がある選択肢でありますが、あなた自身またはあなたのお子さんが実際に装具治療を開始する前に、こういった点を冷静に検討することが必要だと私は考えます。

装具治療が効果的とはいえない意見を支えるもうひとつの観点が、側湾症治療の手術件数が減少していない事実です。装具は脊柱側湾症患者を治療するために、一般的に医者が処方する治療法です。毎年、約30,000件の脊椎手術が施行されています。そのうち約1/3が重症患者に対しての手術です。装具治療が処方されているにも関わらず、手術件数は減少する傾向にはなく、側湾症の重症患者には手術が唯一の選択肢だとされています。

装具の使用について様々な賛否両論がありますが、その効果を提唱している研究もあります。その他の治療法が有効でない場合、最終的にたどり着くものが装具になります。あなたが診断を受けている医者と相談し、どんな治療法を決定するかに関わらず、装具使用についての利点、問題点を全て検討してから決定することをお勧めします。特に思春期の患者さんについては充分な検討が必要になります。

脊柱側湾症手術の種類

重度な脊柱側湾症の治療には、様々な種類の手術法があります。

ハリントン方式手術

ハリントン方式手術は最も一般的におこなわれる脊柱側湾症の手術法です。しかし、この10年の間に新しい手法に取って変わりつつあります。ハリントン方式では、脊椎の湾曲の端から端までわたる鋼製の棒を使用します。これで脊椎を真っすぐに矯正し、強制された椎骨が真っすぐな形で癒合するのを助けるという仕組みです。フックが各椎骨に取り付けられます。これらのフックが、棒（複数の棒を使用する場合もある）を止める役目をします。手術後には、胴体全体のギプス（装具）をつけ、約3〜6ヶ月間絶対安静にしなければなりません。ほとんどの場合、手術で使用した棒は数年後に椎骨が癒合すると挿入しておく必要がなくなります。しかし、感染症などが発症して必要にならない限り、通常は棒の除去はされません。

ハリントン方式には、目立った短所があります。まずひとつめは、非常に辛い手術であり、特に成人前の子供にとっては困難すぎるものです。3〜6ヶ月の絶対安静は非常に長く、患者の生活や仕事、学業などに支障をきたします。湾曲角度の10%から25%が矯正可能とされていますが、この手法はねじれのある脊椎の矯正には有効ではありません。つまり、ねじれの結果として生じている肋骨の突出は緩和できません。手術を受けた患者さんのほとんどが、フラットバック(平背)症候群という背中の異常な平坦化症状になってしまいます。これは、手術によって、腰椎の自然な前後の湾曲もなくしてしまうことからくるものです。長期にわたるフラットバック症候群は、患者さんの直立を困難にします。また、手術によってフラットバック症候群になってしまった患者さんは、妊娠中の腰痛が悪化する原因にもなります。ハリントン方式手術はまた、クランクシャフト現象を招く懸念もあります。この現象は、手術時に患者はまだ骨格形成過程の段階にいることで、まだ成長過程にある癒合した椎骨の前面が術後も成長を続けてしまい、固定されている癒合した椎骨

側湾症手術をした脊椎の断面図

椎弓根にねじが埋め込まれ、直径1/4インチのチタニウム製の棒がねじの頭に通されて固定される。

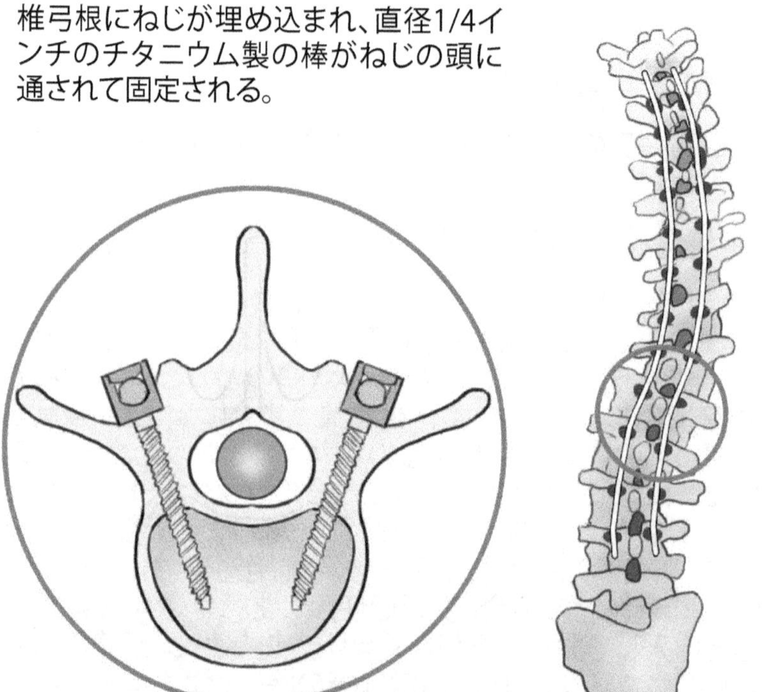

金属を使用しての手術法の例

の後部を軸にねじれが発生し、湾曲を悪化させてしまうものです。成人に近くなった患者さんにも発生しますが、11歳以下の子供には特に高い可能性で発生します。

Cotrel-Dubousset方式（後方固定術　–　CD法）

この方式は、ハリントン方式より有効な手術と考えられています。脊椎の湾曲とねじれ両方の矯正を考えた手法なので、ハリントン方式よりも改良されているといえます。フラットバック症候群の心配も非常に少なくなっています。互いに連結された平行な棒を使用し、椎骨癒合に安定性を与えており、術後の回復は約3週間程度で済みます。

この方式の最大の難点は、手術自体が非常に複雑で、施行に困難を伴うところです。使用されるフックと結合部品が多く、こういった手術の経験が豊富で合併症をほとんど起こしていない手術医を見つけるのは困難です。

テキサス・スコテッシュ・ライト病院（TSRH）方式

TSRH方式は、おおまかに言うとCotrel-Dubousset 方式に良く似たデザインの手術法です。大きな違いは使用されるフックや棒にあります。TSRH方式に使用される部品は表面加工が滑らかになり、改良されています。これにより、術後数ヶ月めに部品の再固定や調整、器具の除去が容易にできるようになっています。この方式の難点はCotrel-Dubousset 方式で述べたものとほぼ同じになります。

ルーキー後方固定術

これも側湾症手術に使用される治療法のひとつです。この方式では脊椎腰部の自然な前後の湾曲を維持することができます。この治療法では術後の装具着用は必要ないと考えられていました。しかし、装具の着用がなかったことで手術による湾曲矯正が元に戻ってしまうケースが多く見られました。ウィスコンシン方式（WSSI）も、よく使用されますが、これにもリーキー方式やハリントン方式同様の問題点があるようです。

胸郭成形は、近年非常におこなわれるようになっている手術のひとつです。 これは、脊柱側湾症による影響でよく発症する肋骨の突出を軽減させる手法です。時に、脊椎癒合手術と同時におこなわれます。手術することで、後に肋骨が痛むようになる危険があります。更に、肺機能が低下してしまうという大きな危険性もあります。この手術を脊椎癒合手術と共におこなうと、手術時間が長くなります。 長時間の手術は、血液消失が増え、長時間の麻酔を使用することを意味します。また、この手術をおこなった際に胸膜穿刺が起きてしまうこともあります。胸膜穿刺は、血液や空気が胸腔にもれてしまう原因になります。

一般的に、手術医は後方固定術という手法を取り、患者の脊椎に対し、背中からメスを入れて手術をおこないます。しかし、最近では、前方固定術といって胸壁の方から施術する方法が使われる傾向にあります。後方固定術と比べた場合、前方固定術はクランクシャフト現象の危険性を減らすことができます。前方固定術はまた、胸腰部の湾曲矯正に適した手術法でもあります。前後に起きている湾曲を矯正する場合(高度後湾の場合)は特に、後方固定術法が取られますし、肺や胸部への感染が非常に心配されるケースでも後方固定術がおこなわれます。

治療において、100%の成功が保証されている手法はありません。そして、外科的処置にはどうしても感染症の可能性が出てきます。1993年から2002年の間におこなわれた研究によると、脊柱側湾症治療の手術の全件数のうち、小児では15%、成人では25%の割合で合併症が起こっています。

手術の際には、かなりの量の失血が考えられます。これは、手術中に大量の輸血が必要になるということです。多くの患者さんは、手術前に輸血に備えて(自己採血した血液の)貯血を勧められますが、既に手術で辛い思いをすることになる患者さんに更なる負担をかけることになります。手術中の失血を減らすように、内視鏡を使って最小限の出血で済む手法が研究されています。

全ての手術にいえることですが、侵襲性が高ければ、感染症の危険性も高くなります。尿路感染症とすい臓への感染症が最も多くみられるものです。術後の長期的な抗生物質による感染症予防が不可欠です。

脊椎手術の合併症で最も多く見られるもののひとつが、神経系の合併症です。手術を受ける患者の1%程度にこういった合併症が起こるとされています。高齢患者の方が若い患者さんに比べて合併症の危険性が高くなります。神経損傷によっておこる症状には、筋力の低下や下半身の麻痺があります。

偽関節症は、固定術を施した椎骨同士が完全に癒合されないために起こる合併症 です。完全に癒合がされなかったために、癒合されなかった椎骨間に偽関節ができてしまいます。前方固定術の手術の方がこの合併症を引き起こす確率が高く、手術件数全体に対して20%の頻度で起こります。偽関節症は非常に痛みを伴いますが、残念なことに対処の方法がありません。癒合手術によって後部へ体重の負担がかかり、手術後時間が経つと椎間板変形症になる可能性もあります。更に、筋力低下や下半身の可動性、バランス感覚の衰えといった悪影響も出てくることがあります。

若年層や小児の間では、手術後2ヵ月後程度までに高い確率で肺の合併症が起こる可能性があります。肺の合併症は別の病気から派生して脊柱側湾症を起こしている患者さんに良くみられます。これ以外に、胆石、膵炎、腸閉塞、使用した金具による損傷(フックの脱落や破損、錆など)が脊柱側湾症矯正手術に関連して起こる合併症です。

合併症を軽減させるため、こういった手術には、棒を成長に合わせて伸ばす技法、脊椎をホチキスのような器具で止める手法、前方から脊椎を繋ぐ手法など、改良や改善がおこなわれてきました。これらの多くが最低限の侵襲で済む手法だとされています。

脊柱側湾症手術にみられる合併症は無視するわけにはいかない問題です。更に、手術にかかる費用も大きな問題になってきます。アメリカでの側湾症手術の費用は約120,000ドルです。驚きなのは、手術を受けた患者のうち半数弱が、手術を受けたにも関わらず(手術を受けたことによる可能性もありますが)障害者になってしまっており、障害者となっていない残りの患者も、術後22年間には術前と同じ状態に戻ってしまっているというのです。最初の手術費用が莫大なこともそうですが、その後もかなりの確率で手術や治療が続き、その費用が必要になる点も考えておかなければなりません。棒の脱落やフックの破損、その他の補修といった合併症のために、再度手術することも多くあります。

それに、手術を受けた患者の25%が術後の運動機能に問題を起こしているという事実をあなたはどう考えられますか？　脊柱側湾症手術が起こす合併症が、脊柱側湾症自体よりも実際はひどい状況を起こしていると考える人も多くいます。

こういった事実をよく検討すれば、脊柱側湾症治療に手術を勧めるのを避けたくなるのは明白です。合併症が高い確率で起こり、時間が経つと術前の状態に逆戻りしてしまうというのでは、手術を受ける事にまったく意味がありません。確かに、最低限の侵襲性で済むといわれる手術法が多くあります。しかし、最低限の侵襲性といってもはっきりした定義があるわけでなく、体に負担をかけることは変わりません。それに、手術がどういった形であっても、開口部がどんなに小さくても、外科的手術をおこなう際には何らかの合併症の危険性は伴います。症状を完全に治療できるというのであれば、こういった危険性を伴っていても手術を検討するだけの価値はあります。しかし、脊柱側湾症の手術はそういうわけではないのです。

あなたの脊柱側湾症をうまく管理できる方法を選ぶという選択肢があなたにはあります。これは、症状を管理するというだけではなく、あなたの体を蝕む結果になる大量の薬を摂取せずにすむことにもなります。妊娠前にある程度でも側湾症を改善しておきたいと考えるのであれば、手術を選択する前に良く考えてください。手術によって、あなたの体力や体調は衰えるはずです：胎児を育てようとする体がそのような状態になるのを、あなたは望まないのではないでしょうか。

手術を受ければ、しばらくの間は寝たきりになってしまいますし、起き上がれるようになるのは、かなり先のことです。妊娠を計画する一年前に、体験するようなことではないと思います。簡単にいってしまえば、妊娠前に手術による側湾症の矯正をするのは良い考えだとはいえないということです。手術が、手術後数年の間に妊娠できる可能性を失わせるような合併症の原因となるだけでなく、あなたに一生残るような合併症を起こす原因にもなり得るのです。

手術による合併症についての詳しい情報や、手術に伴う高い危険性、加えて手術後も矯正が持続しない点などをよく理解したうえで、もしあなたのお子さんが将来側湾症と診断された場合、手術をおこなうかは充分に検討して決定すべきであることを覚えておいてください。更にはっきり言えば、脊柱側湾症の発病や進行予防のためにできる各種の栄養療法、エクササイズを参照して欲しいと思います。装具に関して書いた内容を覚えていらっしゃるでしょう。その内容が厳しく、心身共に衰弱する治療法である点から、あなた自身が受けたいと思わないものでしょうし、あなたのお子さんにもさせたくない治療法ですね。

薬や装具、手術などを使わず、それでいて脊柱側湾症に関する問題を改善する様々な手段はあるのです。シュロス式運動療法が成功例をあげています。これは1920年から用いられている手法で、自らも側湾症に苦しんだキャサリーナ・シュロスというドイツ女性によって開発されたものです。治療プログラムとして考案された各種エクササイズにより、脊柱側湾症の湾曲に10%の改善が見られたと報告されています。理学療法に加え、脊柱側湾症によって通常の運動が規制されてる患者さんは、作業療法も受けるべきです。これは重度の側湾症患者さんの場合によくあるケースです。非常に重い脊柱側湾症で、日常生活がままならないような場合は、作業療法士に問い合わせ、どのように療法が役立つのか説明を聞きましょう。普通、評価テストをおこない、診断を受けた後に、治療や療法をすることになります。

2004年9月刊行の『Musculoskeletal Disorders（筋骨格系疾患）』で、カイロプラクターであるマーク・モーニングスター氏、デニス・ウォゴン氏、ギャリー・ローレンス氏が調査研究を発表しています。この研究では、コブ角が15度から52度の側湾症患者を対象にしました。患者には、脊椎矯正、運動療法、振動に刺激療法を含む各種リハビリ療法がおこなわれました。その結果、19人の研究満期終了患者の間に、62%のコブ角平均減少が見られ、角度の増加があった患者は一人もいませんでした。この研究から、明らかに、脊柱側湾症はリハビリ療法や運動療法で安全に管理、改善ができると理解できます。

子供を持とうと考えているあなたにとって、あなたが取る選択肢はあなたの赤ちゃんにも影響を与える事を理解しておく必要があります。ですから、あなたの体全体に悪影響を与えないためにも、自然な方法で脊柱側湾症の治療と管理をおこなうべきなのです。

脊柱側湾症が遺伝性の疾患であることはもう既に分かっている事実です。ジェームス・W・オギルビー氏のグループが、脊柱側湾症の発症と進行に関連がある２つの主要な遺伝子座（染色体は複数の遺伝子から構成されており、それぞれの遺伝子の位置を遺伝子座という）と、１２の補佐的要素を持つ遺伝子座を発見しました。つまり、遺伝的要因から側湾症の発症とそれが進行するかどうかの予想ができるというわけです。これにより、個人に合わせた治療法をおこなうことが可能にもなります。

ほとんどの場合、従来からある治療法はその症状をなくそうとしているもので、原因を直すものではないため、効果がありません。現代医学での治療法全てが、湾曲だけを治そうとするもので患者自身を治そうとしてはいないのです。私の著作である"自然療法による脊柱側弯症予防と治療法"に書いたように、治療は個人の体の生化学的、神経系的、代謝的要素に合わせたものである事が重要です。効果的な治療法が全ての患者さんにとって同じはずがありません。効果ある治療とは、個々の患者さんが持つ湾曲の特徴、生活における問題点、栄養やその他の要因を検討して考案され、食生活、エクササイズ、生活態度の改善を含むホリスティック療法であるべきで、そういった治療であるからこそ、症状の改善をするだけではなく、原因の改善が可能なのです。

あなたが訪ねる医者は、あなたの母親や兄弟、友人が同じような症状で医者に行った場合にも同じ薬を処方されるように教育、訓練されています。ほとんどの薬というのは、ひどい症状を緩和するので、薬を飲むと、あなたは効果があったと感じます。これは、インフルエンザや発熱、風邪、頭痛といった一時的な病気から、心疾患や側湾症といったものまで全てに対していえることです。症状を治療し緩和するのは、自分の体に対して、送られている危険信号を無視しなさいと命令しているのと同じです。症状は、体があなたに異常を知らせ、対処するように知らせる通信手段に他ならないからです。あなたが"とりあえず症状をなくす"という対処法を取って危険信号を止めてしまうと、問題の完全解決はできなくなります。

ほとんどの人が体の健康について持つ見解は一次元的なものです。症状を見つけ、次にはそれをどのようにして、どういう手段で抑制できるかを検討します。これは単に、問題に対する生物学的な取り組み方です。

しかし、本当に必要なのは、医者が患者を完全に理解して治療するよりホリスティック的な取り組みなのです。これは、私達の体にあって悪影響を与えている不均衡を見つけ、それを払拭することを意味します。本書は、この作業をあなたが実践できるように書かれています。ですから、妊娠前に薬や手術を受けることなく、健康な妊娠生活を送ろうと考える脊柱側湾症の患者さんに役立てて頂きたいと思います。

第7章

健康な妊娠生活への準備をする

脊柱側湾症の有無に関わらず、妊娠には、重い責任が伴います。あなたは新しい命を世の中に生み出す決心をしたわけで、生まれてくる子供が健康であるように、できる限りのことをする責任を負っています。更に、自分に対しても、妊娠生活を安全なものにし、できるだけ問題がないように努めるべく注意しなければなりません。

実際には、妊娠するかなり前から、準備をしておくことが重要です。こうすることで、妊娠期間10ヶ月そして出産以降の順調な生活がより確実なものになります。事前準備はまた、赤ちゃんの内臓が受胎後数週間で形成され始める点からみても、重要だといえます。これは、あなたがまだ自分の妊娠に気づかない間に、赤ちゃんの成長が始まることを意味します。妊娠についてきちんと計画を立てることで、受胎しやすくなり、そして一般的に妊娠の初期に発生するといわれる合併症の危険性を少なくすることが可能になります。それに、出産後の回復もより楽になりますし、赤ちゃんに脊柱側湾症を含む様々な健康問題が発生する危険性も減少させることができます。

妊娠を計画しているカップルの90%が、計画してから12ヶ月の間に妊娠に成功します。ですから、今までの悪い習慣全てを改善して、この世に新しい命を迎える準備をすることが重要になります。同時に、妊娠するにはある程度の時間がかかるわけですから、妊娠と脊柱側湾症に関わるいろいろな噂には耳を傾けないようにしましょう。妊娠はスイッチを入れたり切ったりするような簡単なものではありません。飲めば妊娠できるような魔法の薬などありません。自然な状態で成り行きに任せるべきもので、外科的手段や薬に頼らず、排卵日の計算方法といった基本的なことを理解して望むべきです。

薬の摂取は、化学物質を増加させ、後で問題を起こす可能性があります。外科的手段は高額なだけでなく、体を衰弱させるので、妊娠期間を安全に過ごせなくなる可能性も考えられます。加えて、脊柱側湾症の有無に関係なく、確実な妊娠が保証されている治療方法はありません。

妊娠する可能性を増やすためにはどうすれば良いかを考え始める前に、受精の仕組みについて理解する必要があります。1997年からFertility Awarenessの指導をされているケイティ・シンガー女史は、妊娠の可能性を増やすためにできる各種手段をまとめてきました。そして、基礎体温を使っての妊娠計画は、正しくおこなえば、ホルモン療法と同様に効果的であると発表しました。基礎体温なら、ホルモン療法とは違い、体への副作用なしにおこなえます。

妊娠しやすくなるとされる様々な手法をおこなう前に、受精についてきちんと理解することが大切です。女性の体には地球と同様に、低温期と高温期が周期的にやってきます。女性の体の乾燥、潤いの程度は妊娠する可能性に直接影響します。これを読んで"それは知らなかった!"という方は、土地の肥沃と女性の妊娠に関連があることを初めて知ったわけですね。あなたの体がどのように機能するかが分かれば、一番妊娠しやすい時期が分かるようになるのも可能です。起床してすぐの体温、子宮頚管粘液の状態、そして子宮頚部の変化を観察することで、正確に妊娠の可能性を予想することができます。

驚かれるかも知れませんが、胎児が4ヶ月に成長した段階で、女性が一生に排卵する卵子の数は決定されてしまいます。卵巣には、まだ未発達な状態の卵子を含む無数の卵胞が眠っています。生理周期の初めには、1ダースほどの卵胞細胞によってエストロゲンが放出されます。これによりセックスの頻度が増え、子宮が妊娠の準備を整え、子宮頚部が開き始めます。この時期、体温が低下します。ですから、排卵の兆候には体温の低下と膣内の潤いの変化があげられます。

また、成長した卵子は卵管の端では1〜2日しか生きられない点も理解しておかなければいけません。性交があったかどうか、または子宮頚管粘液が充分にあり、精子が子宮内で生存できるかどうかによって、卵子が受精後に成長できるかどうかが決まります。排卵後、卵胞はプロゲステロン（黄体ホルモン）を分泌しはじめ、これにより子宮頚管粘液が減少し体温が上昇します。この段階で子宮頚部も閉じ、受精が起こらなければ新しい子宮内壁が作られ始めます。

妊娠しづらい原因として最もよくある理由のひとつが、女性の体についている脂肪の量です。体についている脂肪の量は、あなたの妊娠の可能性を左右します。体脂肪の量は、ある程度の範囲内にあるべきです。脂肪の付き過ぎ、あるいは脂肪の極端な不足は、受精トラブルの原因につながります。時には、生殖器活動を完全に止めてしまうこともあり、不妊の原因となります。不妊治療をおこなうクリニックのデータによると、不妊で悩んでいる人のうち約12%のケースは、健康な妊娠ができるように体脂肪を調節するために、単に体重管理をおこなうだけで改善されるとしています。

体脂肪の量が簡単に妊娠できるかどうかに影響を与えるのは、生殖機能に重要なホルモンであるエストロゲン、(卵胞ホルモン）を体が必要とするからです。このホルモンは体内の脂肪組織に蓄えられています。脂肪が少ないということは、体内に充分なレベルのエストロゲンがないことを意味し、逆に脂肪が多い場合は体が必要とする以上の、余分な量のエストロゲンが存在することを意味します。

簡単に妊娠出来るような体質になるためには、体重管理をすると良いわけです。自分が肥満なのか低体重なのか、または身長と比較して、受胎に最適な体重かどうかを調べるには、肥満指数（ＢＭＩ）が良い指針になります。肥満指数は、20歳以上の成人に対し肥満度を示す指数です。女性の肥満指数は以下のように分かれています：

- 低体重　－　18.5
- 標準　－　18.5 から 24.9
- 標準以上　－　25 から 29.9
- 肥満　－　30.0 以上

自分の体重と身長が分かれば、簡単に肥満指数は計算できます。肥満指数の計算式は、体重(kg) ÷ {身長(m) x 身長(m)}です。この計算式はあなたが自分の身長、体重をメートル法で分かっている場合に使えます。しかし、身長の単位がインチ、体重がポンドで肥満指数を計算する場合、式が少し変わってきます。

肥満指数（インチ/ポンドを使用）：

体重(ポンド) ÷ {身長(インチ) x 身長(インチ)} x 703

メートル法での計算： 体重(kg) ÷ [身長(m) x 身長(m)]

どうして体重が増えるのでしょうか

妊娠中の体重増加を非常に気にする女性も多いでしょう。妊婦さんが余分な脂肪を付けるのはよくありませんが、体重増加は赤ちゃんが順調に成長している証拠でもあります。次に、妊娠による体重増加の内訳を示しました。あなたの体重変化の参考にしてください。

妊娠による体重増加の内（数値は平均値）		
胎児	7.5 lbs	3.4 kg
胎盤	1.5 lbs	0.7 kg
羊水	1.75 lbs	0.8 kg
子宮の重さ	2.0 lbs	0.9 kg
乳房の成長による体重増加	1.0 lb	0.40 kg
血流増加による体重増加	2.75 lbs	1.25 kg
母体組織が含む水分	3.0 lbs	1.35 kg
妊娠によって増加する脂肪	7.0 lbs	3.2 kg
平均合計	26.5 lbs	12.0 kg

メートル法での計算： 体重(kg) ÷ [身長(cm) x 身長(cm)] x 10,000

肥満指数が分かれば、自分が低体重、標準以上、肥満のどのカテゴリーに入るのかが分かります。肥満指数が標準でなく、妊娠のトラブルがある場合は、体重がその原因である可能性が非常に高くなります。運動不足から標準以上の体重になりがちな脊柱側湾症を持つ人には非常によくある原因です。カイロプラクターに通い、体重管理や運動不足解消をしていない患者さんは、自分でも気づかないうちに徐々に体重が増加している可能性があります。また、脊柱側湾症であることから気分が沈み、標準以上の体重になってしまう事もあります。

逆に、自分の体重に非常に神経質になり、自分の食事の量をとても気にする人もいます。こういった場合、低体重になってしまうことがよくあります。

しかし、自分の体重がどのカテゴリーに属しているかを理解していれば、体調に最適な状態に体重を増やしたり、減らしたりすることが可能です。また、妊娠期間中に必要な栄養素の多くが脂肪細胞内に蓄えられるため、体内に適当な脂肪が付いていることも重要です。

体重増加を避けるために、あなたが食べる物について神経質になることはまったくありません。気負わず楽に考えて、好きなものを食べて構いません。体に良い脂肪を付けられるように、健康に良い食物を食べるように改善しましょう。体重を定期的にチェックし、目標を超えないように注意します。

あなたが標準以上もしくは肥満の場合、あなたの体内には高い量のエストロゲンがある可能性が高くなります。このホルモンが高いと、体内で自然な避妊作用として働きます。というのは、標準以上の体重で妊娠した場合、流産してしまう可能性がとても高くなっているのです。

同様にあなたのパートナーの体重も妊娠に影響を与えることも、書いておかなければいけません。低体重または標準以上の男性は、精子の数が少ない傾向にあります。妊娠を成功させるためにも、パートナーも低体重や標準以上の体重でないように注意する必要があります。

脊柱側湾症を持つ人の多くが、妊娠を検討する前に脊椎手術を受けるべきだと考えるようです。手術によって側湾症の症状のいくつかには良い影響を及ぼし、緩和させるでしょうが、脊柱側湾症自体が治癒する可能性は低いです。そして、もし矯正手術を受けると決めた場合、妊娠まで、少なくとも6ヶ月から1年は待つ必要があります。

かつて、The Cleveland Clinic Journal of Medicine（クリーブランドクリニック・ジャーナル・オブ・メディシン）に、月経周期の正常化のための経口避妊薬（ピル）の使用は、特に多嚢胞性卵巣症候群(PCOS)の女性において効果的であると掲載されました。経口避妊薬の使用は、自然な状態で体に起こる卵胞の成熟、卵子の発達、エストロゲンの放出等、各種機能を抑制して妊娠を避けるというものです。残念なのは、ピルを服用しない期間に起こる出血である"消退出血"と呼ばれるものがある点で、健康な女性に起こる月経時の出血のように子宮内膜がはがれるものとは違います。

もちろん、体への影響を理解しながらも、避妊方法として経口避妊薬を処方する医者もいます。更に信じられないのが、排卵誘発を目的として様々な薬が使用されている点です。排卵誘発剤は卵巣を刺激するため、通常より多くの卵胞を成熟させます。これにより、体で作られるエストロゲンのレベルが、通常もしくは薬の服用前に比べ、4倍以上にも増加することになります。

これらのホルモンが過剰にあると、女性本人と、そういった状況下で生まれた子供にとって、非常に危険です。薬には副作用と禁忌が記載されていますが、その印刷は非常に小さいため、読むには虫眼鏡がいるほどです。排卵誘発剤の中には、消費者が特別に要求した場合のみだけ入手できる添付文書を用意しているものもあります。その理由は簡単です　―　製薬会社は法律により、薬の最大使用回数を3～4回に制限するよう、明記する事を決められていますが、これは明らかに、製造者にとっては、消費者に気づいてほしくない情報です。体に与える悪影響を知らずに、これらの排卵誘発剤を12回以上も使用したことがある女性もいます。

このような強制的なやり方ではなく、自然に排卵を誘発できる様々な方法があるのです。もしあなたが、自分の脊柱側湾症が原因で妊娠に時間がかかっていると感じるのであれば、今までたくさんの人に利用されてきたホリスティックな手段で、妊娠の可能性を高めることができるかもしれません。これらの方法では、体に害を与える薬や化学物質、侵襲的な方法は一切使いません。

自分の脊柱側湾症について、自分がどういった妊娠生活をを送れるのか心配し過ぎていることから、なかなか妊娠できないという可能性もあります。心配や不安は、不妊と妊娠に関わる問題に密接に繋がっています。心配し過ぎたり、ストレスが多過ぎると、体内の化学物質に変化がおこります。うつ状態も、体内の化学物質のバランスに影響を与え、妊娠に悪影響を及ぼします。これらは体に自然と備わる抑制機能です。非常に悩んでいたり、うつ状態にあっては、明らかに新しい命を産み、育てる体調にあるとはいえません。ですから、自然とそういった状況にある人は、妊娠しないように抑制が働くのです。

妊娠しようとしている時期には、気を楽にして、あまり深く心配しないようにしましょう。本書を最初から最後まで読んでもらい、脊柱側湾症がある人が妊娠期間をどう過ごすかついて感じる不安を軽くしてください。婦人科医、カイロプラクターに診察してもらい、思いつく疑問を全て相談してください。　大丈夫です。リラックスして、悩まないようにしましょう！ 悩めれば悩むほど、妊娠が困難になってしまいます。抗不安薬や抗うつ剤を服用している場合は、直ちに服用をやめてください。妊娠しようとしている時にこういった薬を服用するのは普通のことだと考える医者もいますが、あなたが自分の妊娠に気づく前から、お腹の赤ちゃんは発達し始めていることを忘れてはいけません。ベンゾジアゼピンのような薬が持つ危険性は先天異常、周産期に起こる問題、行動障害、低体温症、筋張力の欠陥などがあり、その他にも多くの危険性があります。心配、不安やうつ状態をなくす方法は完全に自然なものであるべきです。

瞑想で心身をリラックスする方法があります。そしてまた、前向きに物を考える人と過ごすようにして、物議をかもし出したり、悲観的になるような話をして不安な気分にならないように注意します。物事を前向きに考える人と過ごすことで、あなた自身も落ち着いた気分になれるでしょう。あなたと同じように脊柱側湾症がある妊娠女性のグループに参加すると、他のメンバーと悩みを話し合う機会が持てます。問題なく妊娠生活を送っている女性に会えれば、自分も大丈夫だろうと自信が持てるでしょうし、妊娠と妊娠生活に対する不安が減り、気分が楽になると思います。

健康な女性より、妊娠するには時間がかかったとしても、不安に負けないでください。リラックスして、排卵までの日数を数え、再挑戦すれば良いのです！　あなたの体重が標準ならば、受胎を促進するための対策をとる前に、最低12ヶ月は自然な状態での妊娠成功を試すべきです。脊柱側湾症であることは、あなたの妊娠能力とは何の関係もないことを忘れないでください。

セックスの体位を変えるのは、気分を変え、新鮮さを取り入れるためだけのものと考えている方は、次に書く内容に驚かれるかもしれません。実は、他の体位と比べて、比較的妊娠しやすいとされる体位がいくつかあるのです。例えば、女性上位だと精子は卵子に向かって重力に逆らいながら進まなければいけません。これは明らかに、妊娠を計画している時に一番良い体位ではありませんね。男性が上に乗る正常位が、妊娠には最適な体位といえます。また、セックス後はベッドに横になったままでいるのも重要です。精子が卵子にたどり着けるようにしばらく動かずにいます。すぐに起き上がってシャワーや風呂に入らないでください。できれば、枕を臀部の下に入れて、精子が卵子まで楽にたどり着けるようにすると良いでしょう。

他にも、あなたが知っておくと良い妊娠についての基本的な知識があります。これらは長年の観察から分かったものです。子宮頸部粘液の粘度が、精子が卵子までたどり着ける割合を決定します。子宮頸部粘液の粘度が低いほど、精子は楽にその中を泳ぐことができます。子宮頸部粘液の増加を促進するとされるハーブを取ることも可能です。これらには、アシュワガンダ(インドやネパールや中東などの乾燥地帯に自生するナス科の常緑樹)、シャタバリ(スリランカ原産のアスパラガス科のハーブ)、ヤシュティマドゥ（英名リコリス、カンゾウ（甘草）、天草のこと）、アショカが含まれます。また、毎朝トイレに行った時にトイレットペーパーに付着する粘液の様子を記録しておくことも可能です。粘液の質は、あなたの月経周期に合わせて変化します。白濁色の糊状で粘りのある状態から、卵の白身のように、水っぽくてさらさらした状態へと変化していきます。後者の方が妊娠には最適な状態で、必要な栄養素を供給し、精子が長時間体内で生きられるように助ける粘液です。

緑の葉物野菜、そして新鮮な果汁が生殖器系に栄養をもたらす食物とされています。妊娠しようとしているからといっても、ウサギのように回数多くセックスすれば良いというものではありません。頻繁にセックスをし過ぎないようにすることで、男性が子宮までの道のりを挫折することなく進める、健康で活発な精子を作る助けになるのです！

相手の男性にも、妊娠が成功するようにできることを心がけてもらいましょう。男性が喫煙者なら、禁煙してもらい、その他の違法ドラッグも使用しないようにしてもらいます。ブリーフを履くよりもボクサーを、ぴったりしたジーンズよりも楽なズボンを履くと良いとされています。これは、睾丸が体に密着していないため、より多くの精子を作るのに役立ちます。多くの東洋文化では、女性を妊娠させるためには、男性が栄養の豊富な食生活を送る必要があると昔から信じられていました。その仮説は正しかったのです。

レバー、トウガラシ、ニンジン、オートミール、アプリコット（杏）には精子の数を増やすのに役立つ適当なビタミンAが含まれています。Heidi Murkoff女史の有名な著作、"What to Expect When you are Expecting" には、ビタミンAの不足が、どのように精子数の減少と関わりがあり、ゆえに男性の生殖能力を減退させているかについて書かれています。自然に体内のビタミンAのレベルを増やす他の食物としては、レタス、ほうれん草、サツマイモ、ブロッコリーがあります。ビタミンCも精子の運動性と生存能力に影響を与えます。アスパラガス、サヤエンドウ、調理したトマト、イチゴに含まれる抗酸化物質も、精子の数を増加させるのに役立ちます。

体内の亜鉛や鉛が不足すると、男性はテストステロンのレベルが低下してしまいます。これもまた、精子の数を減少させる原因となります。体内の葉酸が高レベルであることは女性だけでなく男性も重要です。というのは、葉酸の欠乏は多くの染色体異常を引き起こす可能性があるからです。

赤ちゃんを作る過程を面倒な作業と考えてはいけません。日数計算や計画が必要ではありますが、あなたとパートナーが愉しむものであるべきです。ですから、オシャレをして、いつも違ったことを試してみましょう。パートナーとの性生活に満足している女性は精子を受け入れやすいとされています。

他の生殖ホルモンを調節する効果のあるメラニンの製造を抑えるために、少し暗い場所で前戯をおこなってみましょう。これによって月経周期に影響が与えられ、妊娠が促進されることもあります。

あなたの精神面と同様に、あなたの体も赤ちゃんを迎えられるように準備しておかなければなりません。つまり、赤ちゃんを育てられる健康な母体を作る準備をおこなうということです。妊娠に向けて避けるべきものがあると同時に、あなたの生活に取り入れるべきものもいくつかあります。それらのほとんどは、毎日の食生活と運動量に関わることです。以下に、妊娠に備えてあなたが取り入れるべき、または避けるべき食生活と運動についてまとめました。

取り入れるべきもの

1. **マルチビタミン** — 妊娠を計画したら、マルチビタミン摂取の開始をお勧めします。そして、体への吸収量を最大にできるように、これらのビタミンを自然な形で食物から摂取することも大切です。人間の体は、消費したものが自然な食品だと理解すると、濃縮されて作られた錠剤でビタミンを摂った場合と比べものにならないほど効果的に、食物に含まれるビタミンを吸収するようになります。従来からあるビタミン剤やサプリメントは成分を化学的に分離して作られたもので、自然な形で摂取できる栄養素が持つ利点がなく、健全的ではありません。

2. **葉酸** — 葉酸塩は胎児の神経発達を促進すると考えられています。

3. **脂肪** — 妊娠に備えて、体には普通より多めの量の脂肪が必要になります。これは特にあなたの体重が標準以上でない場合に必要なものです。全脂肪乳製品は受胎を促進するとされています。マーガリンや野菜から作られる油を使うよりも、バターを使用して調理することをお勧めします。その他、体に良い脂肪とされるのが、オリーブオイルとココナッツオイルです。

4. **タンパク質** — お腹で育つ赤ちゃんのためにタンパク質が必要になった時に備え、ある程度の量をあなたの体内に蓄え始めます。この段階の発達において、タンパク質はお腹の赤ちゃんに供給する必要がある重要な栄養素です。魚類、マメ類、卵は妊娠期間中に非常に体に良いタンパク質です。

5. **肝油** ― 伝統的社会、東洋社会の双方で効果的と信じられる食物のひとつです。昔から伝えられている話では、魚油が不妊の改善に使われたとされています。最近の研究でも、肝油には 子宮頚部粘液を増加させる、より健康な妊娠生活を送れる、栄養豊富な母乳を造るなどの効果があると示されています。

6. **亜鉛** ― 亜鉛は脊柱側湾症がある女性に良い効果をもたらすとされています。また、あなたのパートナーも食生活に増やすべき栄養素でもあります。亜鉛は男性生殖機能に大きな影響を与えます。亜鉛が豊富な食物の一つが貝類です。

7. **水分** ― 水分の摂取が大切ですが、正しい種類であることも重要です。水、スープ、ハーブティー、牛乳などをたくさん飲むことで、毒素のないきれいな体を保つことができます。

避けるべきもの

1. **カフェイン** ― カフェインには子宮内膜症（子宮内膜が増殖し、月経前の痛みや月経困難を引き起こす病気）との関連があるとされています。カフェインはまた、健康な精子を作れるように男性側も控えた方が良いと考えられます。

2. **アルコール類** ― たまに 1 杯飲む程度の量では妊娠能力に悪影響を与えるとは考えられませんが、中程度のアルコール消費はエストロゲン生成を妨げるとされています。1週間のアルコール消費量を5杯以下に減らすと、妊娠成功の可能性が著しく上昇するという研究報告があります。

3. **ニコチン** ― これは絶対にいけません。喫煙は卵子を破壊するとされていますし、もしあなたの体内の高いニコチンレベルによって破壊された卵子が受精した場合、赤ちゃんには先天性異常が起こる可能性があります。もしあなたが喫煙者であるなら、今すぐやめ、副流煙も避けるようにして、妊娠計画を始めるまで3ヶ月は待ちましょう。

4. **薬品類** ― これは私達誰もが害を与えると分かっている違法薬物のことをいっているのではありません。あなたが今服用しているかもしれない薬を指しています。いかなる理由で日も、何らかの薬を服用している場合は、その薬について婦人科医に必ず相談し、赤ちゃんにとって安全なものかを確認しましょう。

これら全てをおこなって、それでもまだ妊娠出来ない場合、排卵時に精子が卵子にたどり着けるようにするために、特別な手段があります。自然な形ではなく、計算づくで妊娠しようとしているように感じるかも知れませんが、受精を成功させるためにはこういった手段を取る必要があります。排卵した可能性が最も高い、もしくはちょうど排卵したばかりなので、セックスをすると妊娠する可能性が非常に高いとわかる兆候があります。

特別な体温計を使って、基礎体温を計るのです。基礎体温計はあなたの体温の細かい変化も測定することができます。基礎体温表にあなたの基礎体温を記録していきます。基礎体温は排卵の数日前に通常より低くなる傾向にあります。排卵をすると、あなたの基礎体温は上昇し始め、次の月経周期が始まるまでの間、しばらく高温のままになります。基礎体温を測るときは、毎日決まった時間に計るようにします。そうしないと日変化によって体温が変化し、測定が正しいものでなくなってしまいます。

子宮頚管粘液の状態も、排卵時期を確認することができるもうひとつの方法です。ティッシュを使って性器周辺を拭き、粘液の様子を調べます。排卵が近づくと粘液が白濁しクリーム状に変化し、その後玉子の白身のようにツルツルした状態になります。この時期が排卵直前にあたります。

排卵が始まったというこれらの兆候を見つけたら、ベッドに向かいましょう。この数日間が受精を成功させるのに最適な時期です。妊娠する可能性を高くするために、このような手段をとり始めてからも、先ほど挙げた食生活のポイントを守って、あなたの体重を標準範囲に入るようにしながら、生殖器官の循環を良くするように十分な運動をおこないましょう。マタニティーヨガを始めて、赤ちゃんを迎える準備をするのも良いアイデアの一つです。ヨガをすることでリラックスできるので、妊娠までの過程を面倒な作業と思わずに、楽しむことができます。

妊娠できないからといって、すぐに不妊治療クリニックや医者に行くのは良いことではなりません。実際、ほとんどの人が妊娠を望んでから成功するまで、およそ1年はかかっているのを忘れてはいけません。ですから、不妊治療クリニックを訪ねると決めるには、出来ること全てを試して、先ほど挙げた手段やポイントを実行するようになってから、最低でも1年は待ちましょう。自然な妊娠はあなたにも可能であり、脊柱側湾症の症状がそれを妨げることはないのです。妊娠するまで時間がかかっても心配することはありません。

もし不妊治療のために医者に行く場合は、基本的な受胎能検査を受けます。これにはあなたのパートナーが受ける精子数測定も含まれます。先を急いでいろいろな事を試す前に、まず最初は非観血的な検査をしてもらうようにしましょう。

そして最後にもう一つ大切なことですが、あなたが精神的にも、経済的にも赤ちゃんを授かる準備ができているか確認しましょう。これらが、あなたが赤ちゃんをこの世に迎えるのに、考えておく必要がある基本的なことです。時間、愛情、そして快適な環境を赤ちゃんに与え、十分な世話ができる状態にあなた自身がなくてはありません。

第８章

妊娠が確認されました – 妊娠第１期（妊娠発見～3ヶ月）

自分が妊娠していると分かった時は、このうえない喜びに包まれるでしょう。家族皆に幸福をもたらす新しい命が無事に誕生するまで、いろいろな期待と不安があると思いますが、なるべくこの期間を楽しく過ごすようにしましょう。

妊娠の可能性を示す兆候で、あなたが知っておくべきものがたくさんあります。これらの兆候を発見して、自宅で妊娠検査をしたり、医者に行って、はっきりと妊娠しているか確認してもらうことになります。以下に早期妊娠の兆候をいくつか挙げました。

- **無月経** ― もっとも良くある兆候で月経（生理）がこない状態です。過剰な運動や疲労、ホルモンの異常、急激な体重低下、または経口避妊薬(ピル)の服用停止が理由で月経がないこともあります。
- **つわり(悪阻)** ― これは、吐き気のことで、実際に吐いてしまう事もあれば、そうでない事もあります。英語では"朝の吐き気"とも言われますが、一日のどの時間帯でも起こります。妊娠2～8週の間につわりがよく起こります。吐き気は食中毒や、精神の不安定などの病気でも起こります。

- **頻尿** ― 早い人で、受精後2〜3週間で起こり始める頻尿は妊娠を示す兆候のひとつです。頻尿は、糖尿病やストレス、尿路感染症でも起こります。
- **乳房のチクチクした痛みや張り** ― 受精ほぼ直後から、乳房に変化が起こり始めます。

妊娠第1期に見られる妊娠を示すその他の兆候には、乳輪の色が濃くなる、つまり乳首の周りが黒ずむ、乳房の皮膚の下に青やピンクの線が現れる、特定の食べ物が無性に食べたくなる、などがあります。

ほとんどの人が、市販の妊娠尿検査薬を使って自分が妊娠しているかを確認します。これは自分が本当に妊娠しているかどうかを判断できる簡単なテストです。わかりやすい付属の説明書を見れば、テスト結果が一目瞭然に分かります。市販の妊娠検査薬では、hCGホルモン（ヒト絨毛性性腺刺激ホルモン）が尿の中にあるかを調べます。検査薬で陽性と出た場合、そのほとんどが正確ですが、医者を訪ねて妊娠テストを受け、きちんと確認することをお勧めします。妊娠検査薬が持つ唯一の問題点は、妊娠しているにもかかわらず検査で陰性と出てしまい、産婦人科への初診が遅れる可能性があることです。医者による妊娠検査では正確に妊娠を確認することができます。診断では、子宮が大きくなっているか、子宮頚部が柔らかくなり、触った感触が違ったものになっているかを通常は調べます。

妊娠と共に、あなたには大きな責任が与えられます。お腹の胎児に悪影響ができるだけないように、出来ることは全てしないといけないと感じるでしょう。更に、あなたの体にもたくさんの変化が起こっていきます。あなたが自分の妊娠に気づいた時には、実はもう妊娠数週間であるということがよくあります。

出産まで、あなたがするべきことは色々ありますが、細かい点を理解する前に、あなたの体がどのように変化していくのかを理解し、これから何度も通うことになる医者での検診内容を知っておく事が大切です。

妊娠には、出産までの体調管理が非常に重要になってきます。ですから、よく吟味して産婦人科を選びましょう。あなたがもっとも信頼でき、妊娠に関する悩みを何でも相談できる医者を選ぶことが大事です。それに加えて、婦人科医にはあなたの脊柱側湾症の状態も説明し、その管理にも注意を払ってくれるように確認しましょう。できれば、自分がかかる産婦人科医にかかりつけのカイロプラクターなり、脊柱側湾症を診てもらっている医者を紹介し、あなたの妊娠中の栄養管理、エクササイズなどについて、意見交換をしてもらうと非常に良いでしょう。

まだ時期が早いように思われるかも知れませんが、あなたが選べる出産方法についても相談し、できればその準備を始めるのも良い考えです。分娩室、分娩台の使用、水中出産、自宅での出産などを検討してください。出産後、ただちに新生児をぬるま湯に入れる、ルボワイエ方式と呼ばれる出産方法も最近注目をされています。　この方式では、分娩室の明かりを暗くして出産し、真っ暗な子宮から明るい世界へ出る急激な環境の変化を減らすようにしています。赤ちゃんとお母さんが初めて対面するまで、臍帯（さいたい、へその尾）は切られません。少し経ってから切り離されます。

各種検査

さて、あなたの妊娠が確定したところで、今までのあなたの既往歴、健康状態の確認が非常に重要になります。確認するものとしては、以前の妊娠経験、流産や中絶、体全体の健康状態、食生活、帝王切開手術の経験などがあります。また、あなたのお子さんが、あなたと同じRh式血液型かどうかも調べる必要があります。違ったRh因子の場合、出産時に問題の原因となることがあるので、注意が必要です。子宮筋腫や子宮内膜症、子宮頚管無力症を発症した経験がある方は、産婦人科医に特に綿密な診断をしてもらう必要があります。

ダウン症の検査も妊娠第1期におこなわれます。検査では、超音波検診によって胎児の首の後ろに過剰な液体がないかを調べます。また血液検査で、血漿タンパク質Aと、hCG（ヒト絨毛性性腺刺激ホルモン）のレベルも調べることもあります。この検査は妊娠第10週から14週のころにおこなわれます。他に受けることを検討できる検査としては、3,800種以上の先天性疾患を発見できるとされるCVS（繊毛検査）があります。しかし、この検査では、膣から胎盤細胞のサンプルを取る必要があります。

母体の変化

妊娠第1期（妊娠発見〜3ヶ月）は、心身共に妊娠という大きな変化に対応し始め、安定するまでの時期です。明らかではないかも知れませんが、妊娠による様々な症状が現れる可能性があります。体が異常に疲れる、とても眠たい、頻尿、吐き気、嘔吐、胸焼け、消化不良、特定の食べ物が無性に食べたくなる、食べ物への嫌悪感、そして乳房の変化などが肉体的に感じる症状の例です。精神的には、気分の変動や大きく、イライラしたりします。

2ヶ月目に入ると、いくらかの体重増加を感じるでしょう。体重計でもその変化がわかるようになります。頻尿、吐き気、食べ物に対する嫌悪感や、決まった物が無性に食べたくなる嗜好の変化や、疲労感も引き続きあります。白っぽいおりものがあったり、軽い頭痛がある場合もあります。脱力感や眩暈を経験する女性もいます。このような症状がある方は、何らかの対処法を取るようにし、座った姿勢から急に立ち上がらないようにしましょう。また、洋服のお腹のあたりがきつくなったと感じ始めるかも知れません。

3ヶ月目も同じような症状ですが、食欲が回復し、今までより多く食べられるようになるかもしれません。この時期になると、あなた自身も妊娠を完全に受け入れ、体の変化にも対応していけるようになります。非常に安定した気分、平穏な状態になるのもこの時期です。

職場で快適に過ごす

あなたが今も仕事をされているのであれば、職場でも快適に過ごせるように気をつける必要があります。忙しくてもバランスの取れた食事を一日3回するようにしましょう。朝食には時間をかけ、量も多めに取ります。朝食は一日で一番大切な食事とよく言われますが、妊娠中は特にそうです。職場には健康的な間食を用意し、空腹になり過ぎたり、つまめる食べ物がないまま遅くまで仕事をすることのない様にしておきます。

トイレが近くなっているかも知れませんが、毎日64オンス（約1.8ℓ）の水分を必ず取りましょう。冷水器まで頻繁に行くのが大変なら、手頃な水筒を用意し持ち歩くようにすると良いでしょう。楽に着られる妊婦服（マタニティウェア）も最近は簡単に入手できます。ですから、スカートやパンツがきついと感じたらすぐに、マタニティウェアを購入し、きつい洋服を無理して職場に着ていく事のないようにしましょう。一日中、窮屈な状態なのは良い事ではありません。

長い間、座ったままや立ったままの同じ姿勢ではいないようにします。妊娠期間が進むにつれて、これはより大切になっていきますので、特に覚えておいて欲しいことです。長時間の立ち仕事をしている方は、小さな台を用意して、片足を時々台の上に乗せ、腰への負担を軽くする必要があるかも知れません。あなたの仕事がデスクワークなら、水筒に水を汲みに行く、トイレに行くなどをまめにおこなって、同じ姿勢を取り続けないようにします。座り心地の良い快適な椅子を職場で使うようにしましょう。可能であれば上司に相談して、人間工学を考え腰への負担を軽くするように設計された椅子の購入を検討してもらいましょう。これは、側湾症がない妊婦さんにも有益ですが、脊柱側湾症があるあなたにとっては、非常に大切なことです。職場が快適な環境になるように、時間をかけてください。

重い物を持ち上げないようにし、煙が充満している所には行かないようにします。歯ブラシを持ち歩くようにして、毎食後に歯磨きをします。また、悪阻がある人は、ミントや飴を持ち歩いて、時々口にすると吐き気が緩和されることもあります。

時には有給をうまく使って、一日リラックスして過ごすのも良いでしょう。それほど集中しなくても良い時には、気分がリラックスするような音楽を聞くのも良い事です。音楽を聴くのは、母体にも良い事ですが、お腹の赤ちゃんも非常にリラックスできます。

自分の体が送る信号によく耳を傾けてください。とても体が疲れている日には、早めに早退し、もし体力があってできるようなら、家から仕事をするとか、自宅でメールをチェックするようにしましょう。

流産

流産が起こる可能性は、妊娠初期の3ヶ月が1番高くなっています。多くの人が、危険なこの時期を過ぎるまで、妊娠を公にはせず、安定してから周囲の人に公表します。流産を起こす原因には様々な要因があり、その中の特定の要因については更に研究が必要です。しかし、それよりも問題なのは、流産に関わる間違った情報が広がっていることです。流産は、過去にあったIUD（子宮内避妊用具、リングとも呼ばれる）のトラブル、複数回にわたる中絶、一時的な精神ストレス、脊柱側湾症のような骨格障害、怪我や軽度の転倒、セックスやで一般的な運動によって起こるものではありません。

流産の危険性が高くなると、私達が確認できている要因には、栄養の欠乏、喫煙、ホルモンの不足、細菌の感染、先天性心疾患、腎臓の病気、糖尿病、そして甲状腺の感染症が含まれます。あなたがこれらの要因に十分に注意を払い、用心することが非常に大切になります。しかし、時々起こる腹痛や痛み、ごく少量の出血なら心配する必要はありません。

流産の兆候のいくつかには、腹部の中心または下腹部での重度の腹痛や、出血があげられます。まる一日痛みが消えない場合は、流産の危険性があります。軽度の出血が3日間位続くようなひどい出血の場合も、すぐに産婦人科医に連絡しましょう。

ストレスをうまく管理する

妊娠ににょるストレスやその他、精神にかかる負担に振り回されないようにしましょう。不眠症やうつ、不安感の原因となり、どれも、あなたとお腹の赤ちゃんの健康に良くありません。ストレスはまた、自分の妊娠に対して投げやりな態度になる原因にもなり、食欲がなくなったり、体に良くない食べ物に手を出してしまう結果につながります。

何かに対して不満がある時は、誰かに相談してみることをお勧めします。自分の心身にどんな事が起きているのか、パートナーに常に知らせるようにしましょう。あなたの体に起きている変化を、パートナーは理解できていない事が多いので、これは非常に重要です。パートナーは、あなたの心身に起こっている変化のレベルと複雑さを理解する必要があり、それによって彼もあなたを助けたり、協力することが可能になります。あなたの家族、友人、産婦人科医、あなたが信頼できる人に、現状を相談することも可能です。

何故あなたはストレスを受けているのか、ゆっくり座って考えてみてください。ストレスの原因が分かれば、その問題は解決したも同然といえます。残りは、どう対処すれば良いのかを考えるだけだからです。必要なら、眠って気分を変えてもいいですし、安らかな気分でいられるようにリラックス法をうまく使いましょう。何か特別にストレスを与えているものがある場合は、それをすっかり取り除いてしまいましょう。

胸焼けと消化不良

脊柱側湾症によって湾曲した背骨が体の各部位にかける負担と、子宮が大きくなっていくことが重なるため、胸焼けや消化不良は良くみられる症状です。まず最初にお伝えしたいのが、あなたが胸焼けや消化不良に悩んでいても、あなたの赤ちゃんはまったくそれに気づいていませんし、影響を受けていないということです。この時期にきちんと摂るべきな、栄養ある食生活に影響が出ないように注意だけはしましょう。

胸焼けが起こる一つの理由としては、妊娠時期にはつい、食べすぎる傾向にあることがあげられます。それ以外に、特定の病気によって胸焼けが引き起こされることもあります。妊娠初期には、体内で作られるプロゲステロン　(黄体ホルモン)とリラキシンが消化管の筋肉を緩和するため、食道の方に食べ物を押し上げ、それによって胸焼けや膨張感がおこるのです。

完全に胸焼けが消えることを期待されているなら、妊娠中にそれは望むのは不可能だと思って、残念ですがあきらめてください。ですが、消化の過程に時間がかかるのは、消化管での食物からの栄養吸収が多くなるので、効率的な栄養補給ができるという利点があります。

とはいえ、胸焼けが起こる頻度を減らしたり、症状を軽減するために何にもできないわけではありません。健康的な食事を心がけながら、体重が増加しすぎないように注意しましょう。体重が増えすぎると、胃への圧力がよりかかるので、胸焼けがひどくなることも考えられます。３つの妊娠期間ごとの体重増加が通常範囲におさまるように注意しましょう。妊娠してから出産までで、合計25～35ポンド（11.5kg～15.5kg）程度の増加が理想です。妊娠第1期には1～4.5ポンド(0.5～2kg)、妊娠第2期と第3期には毎週1～2ポンド(0.5～1kg)くらいの体重増加をこころがけます。1食の量を減らして、その代わりに食事の回数を増やします。これにより、次の食事までの間に食べ物を消化することができるようになります。急いで食事をして、食べ物を詰め込むようなことをしてはいけません。よく噛んで、食べるようにしましょう。胸焼けの原因になる食物を見つけて、それを控えるようにするのも良いアイデアです。

腹部がきつい洋服を着ないようにし、食後最低数時間は起き上がった体勢でいるようにします。眠るときは、枕を高くすると良いでしょう。　これは、妊娠初期に限らず、妊娠期間全体を通じて役立つポイントです。症状が耐えられないほどひどいようなら、何か他に役立つ方法を見つけるか、自然な消化管弛緩薬を探してみましょう。

便秘

もうひとつ、妊娠第1期の妊婦さんに非常に良くみられる症状が便秘です。筋肉を弛緩させるホルモンが、下腹部の筋肉の動きも緩慢にするため、便の排出が困難になります。多くの妊婦さんにみられる症状ですが、改善する方法がいくつかあります。

食生活に生野菜、果物、シリアル、ドライフルーツといった繊維質を多く取り入れます。缶詰や加工食品を避けるようにします。こういった食生活は、便秘を改善するだけでなく、妊娠のこの時期にとって、非常に栄養ある食生活になります。水分を大量に取るのも、便秘の改善に非常に効果的です。液体で体内の老廃物を排出できますし、水はあなたの健康にとても良いものです。

他の用事をしているからといって、トイレに行くのを我慢してはいけません。必要があるときは、すぐにトイレに行きましょう。飲んでいるサプリメントを確認してみてください。カルシウムや鉄分のサプリメントには、便秘の原因になるものもあるので、サプリメントが原因だと思われる方は、医者と相談してみてください。定期的な運動も便秘を改善するのに役立ちます。ですが、脊柱側湾症を持つあなたの場合は、本書の後半にある章に詳しく説明したエクササイズを参考にして、妊娠生活に役立ち、なおかつ合併症の心配がないあなたに合ったエクササイズが出来るようにしてください。

体重の増加

脊柱側湾症がある妊婦さんは、妊娠中に容易に体重が増えすぎてしまいがちです。妊娠によって、体にいろいろな変化があり、疲れやすくなっている状態では、運動することを忘れてしまい易くなるからです。それに加えて、あなたは脊柱側湾症の問題も抱えているわけですから、運動に取り組もうという前向きな気持ちが出てこないのも当然です。ですが、過剰な体重増加はあなたの症状に更に問題を与えることになりますから、ぜひとも避けたいものです。

また、余分に増えた体重は出産中に落とすことができないのも覚えておいてください。赤ちゃんが育つための栄養を常に補給する必要のある第2期では、体重を減らすことはできません。ですから、妊娠第1期で余分に体重が増えてしまったとしても、妊娠第2期になってから栄養供給を加減することはできないのです。妊娠第2期でも食事の摂り方には十分気をつけるようにしましょう。

妊娠期間の体重増加は最適な状態であるべきです。20ポンド（9キロ）以上の体重増加が望まれます。しかし、過剰な体重は問題をおこす原因になります。理想的な増加量は20ポンドから35ポンド（9～15.5kg）です。各期間の体重増加の割合でみると、妊娠第1期には約3～4ポンド（1.3～1.8kg）、妊娠第2期には約12～14ポンド（5.4～6.3kg）、そして妊娠第3期には約8～10ポンド（3.6～4.5kg）の増加が理想的です。

あなたは今、妊娠何週目？　－　日本と海外、妊娠週の数え方の違い

日本と海外では、妊娠週の数え方が若干異なります。日本は昔の陰暦の暦の数え方から陰暦の月28日を基準にして10か月を妊娠期間としています。海外は西暦の暦を使用し、妊娠する前の最期の月経の日から数えて40週で平均的に出産になります。
その40週目を分娩予定日として、その年の西暦の月に直して妊婦さんにお知らせします。つまり2012年1月1日に最期の月経があった場合、その時から数えて40週目（各月の30－31日を計算に入れます。もし、2月が29日でしたらそれも計算に入れます。）つまり、9ヶ月と8日後の2012年10月8日が分娩予定日となります。

そしてその9ヶ月間を便宜上3ヶ月ごとに分けて妊婦さんに分かりやすいように、1st、2nd、3rd　Trimesterというふうに呼びます。妊娠中、医者が重要視するのは胎児月齢（Gestational Age)とその胎児の実際の成長の状況だけです。

本書では、胎児の成長に合わせてTrimesterを決め最初の0-12週を第1期、13週-26週を第2期、そして残りを第3期としています。この3期間は日本での妊娠週の数え方にすると、第1期が妊娠発見～3ヶ月、第2期が4ヶ月～7ヶ月前半、そして第3期が 7 ヶ月後半～10ヶ月となります。本文中では日本での数え方を（　）内に表示してありますので参考にしてください。

妊娠第1期で、各週ごとに注意するポイント

妊娠週数は最終月経日から第1週として、第4週から数え始めます。この方法が最も正確な日数を確認できます。以下に、妊娠第1期の各週にあなたが体験すると予想される変化をまとめました。

- ☐ **第4週目** – 来るはずの月経が来ないことで、妊娠の可能性を考え始めます。吐き気、嘔吐、めまい、頭痛、膨張感、満腹感、食欲不振、そして頻尿がよくある症状です。着床によって、非常に軽い出血がある女性もいます。あなたの赤ちゃんはまだ胎芽で、約1/25　インチ（約1mm）しかありません。ですから、脊椎に負担をかけることはあり得ません。

- ☐ **第5週目** – 5週目に入ると、疲労感を感じ始めます。ホルモンにも変化が現れはじめるため、イライラしたり、精神的に不安定になったりします。乳房がより敏感になるのもこの時期からです。寝る時にはスポーツブラを着用すると楽になるかもしれません。ほとんどの場合、この頃から悪阻が始まります。これより前に悪阻が始まる人も少なくありません。時々、夜中に目が覚めてトイレに行きたくなるようになります。

- ☐ **第6週目** – あなたの体が赤ちゃんを育てる準備に奮闘していることから、今まで体験してきた症状が、第6週目には更にめだって起こり始めます。決まった種類の食べ物ばかり食べたいと思ったり、逆にある食べ物に非常に嫌悪感を持ったりし始めます。食欲不振があっても、適量で健康的な食生活を送るように注意しましょう。お腹の赤ちゃんは頭のてっぺんからお尻までが約0.2cmに成長しているはずですが、丸まった状態でいるので、この段階での正確な計測はまだ難しいです。

- ☐ **第7週目** – 以前からある症状に加え、便秘、おりもの、過剰な唾液分泌などが始まることもあります。めまいや立ちくらみ、消化不良の症状もこの時期からよくみられます。腹部が膨らみ始めるのもこの時期からで、体型にピッタリした洋服を着るのが辛くなってきます。マタニティウェアを購入して、体に負担をかけないようにしましょう。

- ☐ **第8週目** – この時期、子宮はリンゴくらいのサイズになっています。疲労感、乳房の張り、にきび、消化に時間がかかるなどの症状が続きます。消化に時間がかかるので、膨張感があるかも知れませんが、これはあなたが食べた物からの栄養吸収

を助けることになるので、食事から得られる栄養吸収の効率が良くなります。少量の食事を回数を増やして取るようにし、脂肪の多い食べ物は避けるようにしましょう。

- □ **第9週目** – 既にいろいろな症状を体験しているでしょうが、更に、鼻づまりや胸焼けが新しい症状として起こる可能性があります。気分の変動が非常によくある症状で、ほんのちょっとの事でも泣いてしまうことがあります。あなたの変化にびっくりしてしまわないように、パートナーに自分の状態を伝えておきましょう。

- □ **第10週目** – この時期には、顔の肌への変化が現れます。しみやにきびが現れ、体重増加も見られ始めます。妊娠時の歯肉炎に多くの女性が悩まされるので、特別な口腔ケアが重要になってきます。

- □ **第11週目** – 子宮が恥骨の上縁よりも少し大きくなるのがこの時期です。これは、腹部の膨らみがもうすぐ目立ち始まるということです。良い姿勢を保って、頻繁な腰痛に悩まされないようにしましょう。

- □ **第12週目** – 妊娠第1期の最終週には、妊娠の始まりを示す艶やかさがあなたの顔に現れるようになり、気分が高揚し、幸福感が得られるでしょう。血量が増え、油分分泌が増えるため、張りのある滑らかな肌になります。この時期になると、ほとんどの場合、悪阻がなくなり始めます。体重が増えて、体が重くなりますが、疲労感はなくなってきます。

第９章

成長する赤ちゃんを支える – 妊娠第２期（妊娠4ヶ月～7ヶ月前半）

妊娠第2期は、ほとんどの妊婦さんにとって安堵できる時期になります。なぜなら、妊娠期間中で一番楽な時期とされているからです。しかし、脊柱側湾症がある方は、大変な部分も出てきます。妊娠第1期に体験したような様々な症状が軽減していくのと入れ替わりに、お腹の赤ちゃんが成長するために起こる新しい変化に対応していかなくてはいけません。

この時期になると、子宮はちいさなメロン位のサイズになっています。お腹の赤ちゃんは、身長約5インチ（約12.7cm）になっており、体重も5オンス程度（約141ｇ）になっているはずです。赤ちゃんの体の成長が頭の成長よりも速くなるため、この頃には頭の体の比率が人間らしくなってきます。妊娠第2期が終わる頃には、赤ちゃんは身長約12インチ（約30.5cm）、体重が2ポンド（約907ｇ）にまで達します。この段階になると、赤ちゃんは動き回って子宮壁を押すようになります。声帯はもう発達していますが、まだ赤ちゃんは子宮内で話すことはできません。ですが、胎児のしゃっくりはよくある現象で、お腹の赤ちゃんのしゃっくりをあなたも感じることでしょう。

母体の変化

妊娠第2期が始まったと同時に、今までの3ヶ月にあなたが体験してきた症状が完全に消えるというものではありません。まだ少し疲労感があったり、たまに頭痛が起きたりするでしょう。消化不良も、今後も続くと思われます。体重の増加に伴って、足首がむくんだり、渦状静脈ができたりします。妊娠5ヶ月または6ヶ月の頃には、足がつったりするようにもなります。

腹部がどんどん大きくなるため、お腹を支えて毎日の生活をする事がますます困難になってきます。妊娠期間が進むに従い、ひどい腰痛が起こる場合もあります。脊柱側湾症のせいで通常よりも痛みがひどくなることもありますが、鎮痛剤を飲むのは避けたほうが良いでしょう。痛みを軽減する代替方法を何か見つけ、本書に書いたエクササイズを続けてみてください。

また、白っぽいおりものが出る場合もあります。これは妊娠第2期が進むにつれ、多くなってくると考えられます。妊娠期間に起こる正常な事なので、心配する必要はありません。4ヶ月目の終わりには、胎児の動き（胎動）が感じられるようになります。あなたの赤ちゃんがお腹で動き、あなたの声に反応するのを体験するのは、非常に嬉しいものです。と同時に、時には胎動を感じる場所によって、あなたがびっくりすることもあり得ます。

胎児の動きは、ぴくぴくするものから、胃が浮くような感覚、お腹がグルグルと鳴るような感覚や、中には、お腹を強打されるようなものもあります。赤ちゃんがどう動くかによって、あなたの胎動の感じ方が変わってきます。

出産直前まで働く

出産後より長く出産休暇を取ることができ、赤ちゃんと過ごす時間が延ばせることから、多くの女性が、出来るだけ出産直前まで働くのが良いと考えます。出産直前まで働くこともちろん可能ですが、最終的にそう決定する前に検討すべきことがいくつかあります。この決定に最も必要な要素は、あなたのお腹にいる赤ちゃんが教えてくれます。あなたが大変な仕事をしているとしても、出産直前まで働くのに何の問題もないことは、既に立証されています。何故なら、就業時間のほとんどを立って仕事する必要がある女性は、そういった負担や運動量に体が慣れているからです。体が発するシグナルをよく聞いて、休憩が必要だと感じたら出産予定日の数日前から出産休暇を取り始めましょう。

ある程度の息切れは、妊娠第2期の妊婦さんによくみられる症状です。呼吸が浅くなるのはホルモンの影響によるもので、日常生活に支障がない程度ですが、力を要する仕事はできなくなる可能性があります。これに反して、重度の息切れがして手足が青くなってくるようなら、すぐに医者に診てもらいましょう。

不眠症

妊娠からくる興奮やストレス、そして不安と、どんどん大きくなっていくお腹の影響で、時には睡眠も困難になることがあります。眠れない夜は、よくとらえれば、赤ちゃん出産後に始まる睡眠不足の日々への準備とも言えますが、赤ちゃんの順調な成長のためには、充分な睡眠が必要なのです。

エクササイズで体をよく動かすのも、程よい疲れで眠りやすくなります。良いエクササイズというのは、お腹の赤ちゃんに悪影響があるような強行スケジュールではなく、あなたがリラックスでき、体の出産への準備をするものです。非常に良いとされるエクササイズには、ストレッチやヨガ、そしてケーゲル体操があります。

疲れを感じているかもしれませんが、日中に昼寝をするのは、なるべく避けましょう。といっても、昼間休憩したり、横になったりするのをやめるべきだと言っているのではありません。眠ってしまう代わりに、楽な姿勢でテレビを見たり、妊娠に関する本を読んで、赤ちゃんを迎える準備をしたりするのです。

就寝に向けて、心身を整えるような習慣をつけるように工夫します。まずは、ゆっくりと楽しみながら食べる夕食から始めましょう。食事をがつがつ食べてはいけません。家族そろっての食事は良いアイデアですが、これが出来ない場合は、座って、ゆっくりと時間をかけ、楽しみながら食事をします。寝る前に胃に重い物を食べるのは避け、食事からベッドに入るまでの時間が数時間あるようにします。食事の後に、温かいお風呂や軽い読書をしたり、アロマ効果のあるお香やキャンドルを使うことで、よりリラックスできます。

寝室は良い環境を維持できるようにします。周囲の騒音がなく、空調が適温で寒過ぎず、暑過ぎないようにします。照明を暗くして、ベッドで睡眠以外に他の事をする習慣を付けないようにします。ベッドでの読書やＴＶ鑑賞は、せっかくの睡眠を妨げる結果になります。体に合った快適なマットレスを選ぶ事も、とても重要です。胸焼けが理由でなかなか眠れない場合は、枕を高くして背中のサポートをしっかりします。

水をたくさん飲むのは体に良い事ですが、夜中に何度もトイレに行くのでは、ゆっくり眠ることもできません。午後6時以降の水分補給を加減して、夜中のトイレの回数を減らすようにしましょう。

うつ伏せで寝る習慣がある人にとって、妊娠中の睡眠はかなり困難になります。自分が慣れている体勢とは、まったく違う状態で寝なければいけないのですから、かなり心労がある状況になります。それに、腰に大きな負担をかけ腰痛の原因となる事から、仰向けに寝る体勢も勧められません。最も良いとされる寝る時の体勢は横向きです。片方の足をもう片方の足に交差させ、足の間に枕を置いて楽な状態にします。

腰痛

脊柱側湾症の症状に加え、あなたの体には腰痛の原因となるような変化が起きています。通常なら非常に安定している骨盤周辺の関節が、赤ちゃんに広く楽な通り道になるように緩み始めます。それに加え、非常に大きくなった腹部によって、腰や背中に痛みが出てきます。前に出たお腹とのバランスを取るために肩を後ろにそり返すと、余分な負担をかける圧力が腰に多くかかることになります。

できるだけの事をして、腰痛にならないようにするのが、最善の対策方法です。まず、あなたに理解しておいていただきたいのが、過度の腰痛は仕方なく耐えなくてはいけないものではない点です。妊娠期間中に増えるべき分の体重は、どんなことをしてでも増加させるようにするべきです。増加を気にして、必要な栄養量を減らしてはいけません。しかし、たったの1ポンドだとしても、理想よりも余分な体重増加は体に良い影響を与えません。

良い姿勢を保つようにして、コンピューターを使う時には前かがみにならないように注意しましょう。腰を曲げる時には注意をして、地面にあるものを持ち上げる時は、膝も一緒に曲げて物をつかむようにします。急激な動きな常に避け、腰ではなく、腕の力を使って物を持ち上げるようにしましょう。いつでも、腰の支えがしっかりしている椅子に、楽に座るようにします。同じ姿勢でずっと座っているのも腰痛の原因に非常になるので、時々立ち上がりましょう。

妊娠中にハイヒールを履くのは良くありません。高いピンヒールや中程度のヒールのある靴も棚にしまい、出産の後、妊娠前の体重に戻るまでそのままにしておきましょう。体重による体への負担で困っている場合は、サポーターの着用をした方が良いか医者に相談してみましょう。

温圧、冷圧マッサージを繰り返す方法も、痛みの緩和に役立ちます。アイスパックを約15分間腰に置き、次に温かいタオルを15分間置きます。カイロプラクターや理学療法士を受診するのも腰痛の緩和に良いアイデアです。

低置胎盤

赤ちゃんがお腹の中で育つ場所を作るために、胎盤も腹部内で動きます。妊娠第2期では、全体の20～30%の妊婦さんが腹部の下方に胎盤が付いていると推測されています。この状態を前置胎盤といいます。ですが、まだ出産まで時間のあるこの時期に心配することはありません。なぜなら、胎盤はこれからも腹部で動き、ほとんどの場合、上方に移動してくるからです。

出産の痛みを覚悟し、その準備をする

脊柱側湾症がある妊婦さんでも、そうでない妊婦さんでも、出産の痛みは妊婦さんが通らなければならない道であり、受け入れなければならないものです。事前に痛みに関する内容は知りたくないという妊婦さんも中にはいます。何も知らないと不安が少ないという利点はあるかもしれませんが、実際は、本番に起こりうる様々な出来事に準備ができていないまま、出産に望むことになりがちです。

より良い選択肢は、あなたが体験すると予測されることに対する準備をするなり、出産時に起こりうるいろいろな状況を経験しておくことです。この準備をすることにより、あなたの体も心も出産に対する用意ができます。

まず最初にするべきことが、出産の過程について理解することです。出産のためのクラスに通う時間がない人もいます。そういった場合は、出産に関する情報をできるだけたくさん読むと非常に役

に立ちます。ただ読んで終わるだけではなく、実際にやってみるのも大事です。妊婦向け呼吸法やケーゲル体操を続けて、あなたの体を柔らかくしておきましょう。

出産時の痛みが大変なのは、誰もが知っていることですが、良い点もあります。まず一つめは、痛みは永遠に続くわけではなく、必ず終わりが来ます。平均すると出産は12〜14時間かかり、本当に大変な痛みを伴うのはこの間の数時間だけです。そして、この痛みには自分の赤ちゃんが誕生するという目的があり、あなたは赤ちゃんを腕の中に抱きしめた途端にこの痛みを忘れてしまうものです。実際に痛みに苦しんでいる最中には、この目的を忘れてしまうかも知れませんが、それに罪の意識を感じる必要はありません。

ひたすら我慢して、何でも自分一人でする必要はありません。出産中、あなたの額の汗を拭ったり、背中をマッサージしてくれたり、砕いた氷を食べさせてくれ、気分を落ち着けて正しい呼吸法をするように力を貸してくれる人がそばにいてくれるのは良いアイデアです。

完全に鎮痛手段を拒否して、苦しみに耐える殉教者のようになる必要もありません。あなたが鎮痛手段を一切使用しないと強く望むのであれば、前もって医者に相談し、出産を担当する医者にあなたの希望を伝えておきましょう。これはあなたの合格、不合格を決めるテストではないのです。あなたが鎮痛剤をまったく使わずに普通分娩をしたところで、表彰されるわけではありません　ー　赤ちゃんの出産方法にはいろいろなものがあり、あなたに脊柱側湾症があるために出産方法に制限ができることはありません。

出産準備クラス

出産準備クラスに参加することには、様々な利点があります。あなたの脊柱側湾症の状態が考慮されており、適切なエクササイズを紹介してくれるクラスも多くあります。カイロプラクターに相談して、そういったクラスを勧めてもらえるか聞いてみましょう。あなたの希望にかなうようなクラスが見つからなかった場合は、側湾症のあるあなたに適当なエクササイズを側湾症を診てもらっている医者から習い、自分と赤ちゃんのために正しい運動をしましょう。

出産準備クラスに参加すれば、他の妊婦さんと知り合えます。ですから、あなたが抱える懸念や喜びを分かち合ったり、体調について相談したりできます。他の参加者が自分と同じような状態にあるので、妊娠を経験していない人に話すよりも自分の状態について話すのが楽になります。またクラスに参加にすると、妊娠、出産の過程に父親が関わる機会が増えます。出産準備クラスでは呼吸法やリラクゼーション法、その他の使用することで、より楽に陣痛を乗り越えられるように、あなたの心と体の準備を手伝ってくれます。

脊柱側湾症があり出産を経験した事がある他の女性と話せるインターネットコミュニティを見つけると、体験談を教えてもらえます。体験談を聞くことであなたにも自信が湧き、準備さえすれば無事に出産ができるということに気づくでしょう。

あなたの産婦人科と、脊柱側湾症を診てくれている医者の双方が勧めるクラスが、良い出産準備クラスだといえます。側湾症がある妊婦女性のためのクラスが見つかれば、それが最適でしょう。クラスのサイズは参加者が５～６人程度でそれ以上大きくなく、様々な形の出産方法、出産中に使用する薬、呼吸法、リラクゼーション法についての話し合いがおこなわれ、質問とそれに対する回答が教えてもらえる時間があるものが良いでしょう。

妊娠第2期（妊娠4ヶ月～7ヶ月前半）で、各週ごとに注意するポイント

妊娠第2期は第1期と比べて比較的楽な時期だといえます。しかし、脊柱側湾症と妊娠を同時に管理しなければいけないあなたの場合、注意しておくべき点がいくつかあります。この時期に体験する変化としては：

- □ **第13週目** – 妊娠第2期の始まりと共に流産の危険性が減り、不安が軽減します。この時期になると、体も妊娠の状態に慣れてきます。しかし、子宮が大きくなり始めるのもこの時期で、子宮の成長に合わせて靭帯が伸びることから、腹痛を感じることがあります。赤ちゃんの大きさは約3インチ（約7.6cm）になっています。赤ちゃんは手や足を動かすことができますが、あなたのお腹を蹴る感覚はまだありません。
- □ **第14週目** – 活力がわいてくるので、いつもよりも余計に動いたり、仕事をしたいと感じます。自分の体が教えてくれる状態

によく注意して、どんな形でも腰を痛めるようなことにならないように気をつけます。便秘にならないように、食生活に繊維質を加えましょう。第1期にあった食べ物の嗜好が、この時期には違う物に変わることもあります。

□ **第15週目** – 免疫力が低下するので、一般的な病気に罹りやすくなります。この時期の衛生管理には充分気をつけます。

□ **第16週目** – 妊婦さんの中には、"胎動初覚"という初めて感じる赤ちゃんの動きを体験する人もいます。この動きは、私達がよく聞くような蹴られる感覚ではなく、ぴくぴくしたり、胃が浮くような感覚に近いです。大きさは約5インチ（約12.7cm）になり、赤ちゃんはあなたの脊椎により強い圧力をかけ始めます。

□ **第17週目** – この時期には、ほとんどの女性が胎動を感じるようになります。食欲の増加もこの時期の特徴です。脊柱側湾症がある妊婦さんに合った健康的な食生活（第11章に記載）をするように心がけ、妊娠と側湾症の双方に対処していきます。

□ **第18週目** – 子宮の大きさはこの時期にメロン位になります。胎児へ血液を送り込むために、あなたの心臓が更に働くことになるため、めまいや軽い立ちくらみがよく見られる症状です。

□ **第19週目** – 赤ちゃんは、より一層元気に回転やキックをしたり、体をよじったり、指や足、腕を動かしたりするため、腰痛をうまく管理するのが困難になってきます。脊柱側湾症がない妊婦さんにとっては、あまり大きな問題にはなりません。しかし、側湾症があるあなたの場合は、腰痛と脊椎にかかる圧力によって生じる問題に充分注意しなければいけません。

□ **第20週目** – 脊椎にかかる圧力があるうえに、肺にかかる圧力によって息切れが起こることがあります。子宮が膀胱にかける圧力で、以前よりも更にトイレに行く回数が多くなります。こまめにトイレに行くようにし、我慢することのないようにします。これは、急ぐと事故が起こりやすくなるからです。

□ **第21週目** – 腹部が大きくなるにしたがい、体の重心の位置が変わってきます。急激に体を動かさないように注意し、ゆっくりと立ち上がったり座ったりするようにしましょう。健康的な食生活を続けながら、適切な体重増加をすることが基本になります。毎月の体重増加量を医者と相談しながら、管理するようにしましょう。

- □ **第22週目** – この時期には、中には10インチ（約25.4cm）にも成長する赤ちゃんもいます。そして、子宮はあなたのおへそよりも上まで大きくなり、お腹に妊娠線が現れる人もいます。

- □ **第23週目** – 妊娠第3期の症状がこの時期から現れ始めます。前駆陣痛、胸焼け、足がつる、大きなお腹のために体が動かし辛い、などが主なものです。

- □ **第24週目** – この時期には、約20〜35ポンド（約11.3kg〜15.8kg）の体重増加があるべきです。お腹にいる赤ちゃんの動きもより一層活発になります。

- □ **第25週目** – 大きくなった子宮が背中や骨盤に大きな圧力をかけるでしょう。子宮が特定の場所にある神経に圧力を欠けることから、この時期になると坐骨神経痛または足へと広がる痛みが起こる可能性があります。腰や足、臀部の痛みもこの時期にはよく見られる症状です。

- □ **第26週目** – 妊娠第2期の最終週で、ほとんどの妊婦さんが前駆陣痛を体験します。前駆陣痛の痛みは軽いもので、月経の痛みとよく似ています。腹部のわきの方にさし込みのような痛みを感じる場合もあります。

第10章

赤ちゃん誕生まで残り３ヶ月 - 妊娠第３期(７ヶ月後半～10ヶ月)

妊娠第3期に入ると、長かった妊娠期間も終わりに近くなってきたという気分になります。多くの女性が、妊娠の最終時期であるこの期間も体調良く過ごせます。ですが、溜まってきたストレスが見え始めることも多くあります。腰痛や、他の体の部分の痛みの影響が顔に表れるようになり、妊娠女性特有の輝きなども無くなってしまったように感じるでしょう。多くの女性が、この時期があっという間に終わってくれるように願うようです。

母体の変化

第3期になると、多くの妊婦さんは妊娠による体の変化に慣れてしまい、あまり気にならなくなります。7ヶ月目、8ヶ月目には第３期で一番多く体重の増加があるはずです。出産が近づく最終月は体重の増加があまり多くありません。お腹の赤ちゃんの動きも更に大きく強くなり、頻繁に起こるようになります。便秘や胸焼けもまだ続く可能性があります。足首のむくみや渦状静脈もこの時期には非常に良く見られる症状です。息切れや大きなお腹が邪魔をして、よく眠れないといった状態もまだ続くようです。前駆陣痛もこの時期に経験する症状です。痛みは稀ですが、軽い陣痛のようなものが起こることもあります。乳房も大きく重くなり、妊娠最終月には初乳がもれ始めることもあります。

精神的にも、たくさんの感情の変化が起こっているはずです。妊娠中に感じたいろいろな感情が、次第に強くまとまってやってくるような感覚です。もうすぐやってくる赤ちゃんとの対面に興奮する気持ちと、出産時の痛みの辛さを不安に感じる気持ちが合い混じって、妊娠期間中に味わったことのない感情を体験します。長くなってきた妊娠生活に疲れを感じるようになり、出来るだけ早く終わりにならないかと考えるでしょうが、この時期に赤ちゃんの部屋を用意したり、洋服を買ったりして、赤ちゃんを迎える準備をしておきましょう。ひとたび赤ちゃんが誕生したら、あなたがゆっくり出来る時間はほとんどなくなってしまいます。

腰痛と足の痛み

お母さんになる喜びと共に体験しなければならないものに、腰痛や足の痛みがあります。あなたの場合、脊柱側湾症があるために、痛みはより辛いものになる可能性があります。大きくなった子宮が脊椎にある様々な神経を圧迫しますが、もっとも良くあるケースが坐骨神経の圧迫です。これにより腰や臀部、足に痛みが多く現れます。痛みを緩和するには、冷湿布と温湿布を交互に繰り返し、適度な休憩をとることが効果的です。第12章で紹介する骨盤回旋運動も参考にしてください。もし痛みが酷く、耐え難いようであれば、カイロプラクターに診てもらい、痛みを緩和する代替療法や自然療法を教えてもらいましょう。

肺機能の異常

脊柱側湾症がある妊婦女性は、重度な呼吸障害に見舞われることがあります。特に妊娠の最終時期には、成長するお腹の赤ちゃんを支えるように背中に非常に強い圧迫を受けるため、呼吸障害がよく見られます。 脊髄灰白質炎や筋ジストロフィーのような、神経筋の症状が伴う脊柱側湾症がある女性の場合は、肺のサイズに非常に制限があるため、異常な肺機能や呼吸障害が起こる可能性もあります。あなたの肺のサイズを測定するには、次にある四角に囲まれた部分を参考にしてください。

肺のサイズはどうやって測定する？

簡単な肺活量テストが肺活量を測定する一番良い方法です。このテストでは人が、肺に最大限に息を吸い込んだ後、意識して吐き出す空気の量を計測するためにおこなわれます。肺活量が平均の５０％以下しかないと判断された場合、専門家の診断を受けることをお勧めします。

参考文献：
- Simonds AK. Kyphosis and kyphoscoliosis. In Albert RK, Spiro SG, Jett JR, eds. Clinical respiratory medicine. New York: Mosby, 2004; pp 765-69.
- Shovin CL, Simonds AK, Hughes JMB. Pulmonary disease and cor pulmonale. In Oakley C, Warnes CA, eds. Heart disease and pregnancy. Oxford: Blackwell Publishing, 2007: pp 151-72.
- Shneerson JM, Non-invasive ventilation in pregnancy. In Non-invasive ventilation and weaning: principles and practice, Elliott M Nava S Schonhofer B, eds. London: Hodder Arnold, 2010; pp 496-98.

研究では、脊柱側湾症の妊娠女性の肺活量が、妊娠第３期の合併症の程度と関連していることが分かっています。肺のサイズ測定は有効な指標ではありますが、肺活量が約0.8ℓの女性が呼吸サポートの使用で問題なく妊娠期間をすごせたという事例もあります。それに、肺活量が1.25ℓ以上であれば心配はほとんどないとされています。

しかし、これ以下に肺機能が低下している場合には、酸素レベルの低下あるいは、低酸素血症から、問題が生じるのは間違いありません。一般的に、低酸素レベルは睡眠時そして運動時に悪化し、また廃ガス、つまり二酸化炭素の濃度が上がります。次にある囲みの部分では、低酸素レベルで悩んでいる脊柱側湾症がある妊婦女性に役立つ、非観血的な呼吸サポート機器について紹介しています。

非観血的な呼吸サポート

非観血的な呼吸サポートとして、低酸素レベルにある妊婦女性、特に肺活量が１ℓ以下、あるいは筋力が弱くなっている方には小型の吸入器が使用されます。定期的な適切な機器の使用で、母体とお腹の赤ちゃんに有効な結果をもたらすことができます。

肺のサイズとは別に、ホルモンによる影響もあります。カギを握る３種類のホルモン、名前を挙げると、エストロゲン、プロゲステロン、そしてリラキシンが妊娠期間中には大きな変化を見せます。これらのホルモンは実は、骨盤と脊椎の下部にある靭帯をゆるめ、出産を楽にします。妊娠初期にみられる息切れは、実はプロゲステロンの増加によるものなのです。プロゲステロンの増加は、呼吸速度と呼吸の深さを増加させます。その他の肉体的な変化として、血量の増加も起こりえます。

思春期性脊柱側湾症と診断された女性は、普通肺活量の低下は起こらないという事実もこの時期に覚えておいて欲しい重要な点です。通常の肺活量テストだけで、肺機能が正常かチェックすることができます。

心臓の障害と異常

脊柱側湾症の早期発症は先天性の心臓障害、例えば、心臓に穴が開いているといった障害と関連があることがあります。こういった問題は子供の頃に発見、処置されていることが多いですが、それでも心電図を取ったり、超音波心臓検査を受け、どんな合併症の可能性も取り除いておくことが重要です。母体の酸素レベルと心臓機能に心配がなければ、不安になる必要はありません。

出産計画

多くの人が、出産計画を考えると、妊娠期間の最後の３ヶ月をうまく乗り切るのに役立つと感じています。中には、患者が記入できるバースプラン用紙を用意している医者もいます。通常、出産計画には、両親が希望する病院と、出産方法が含まれています。バースプラン用紙は契約ではありませんが、医者が両親の出産方法に関する希望を理解するための手段になります。

出産計画には、あなたが実際に出産をおこないたいと思っている病院名、陣痛が始まってから、自宅で過ごしたい時間の長さ、出産時のあなたの食事の希望、陣痛の間に立ったり、座ったりできるかどうか、分娩室の環境の希望、赤ちゃん誕生の瞬間でのビデオ撮影と、自分で誕生の様子が見えるように鏡を使用するか、などが含まれます。またプランには、出産時の体勢に関する希望、オキシトシンの使用、鎮痛剤や麻酔の使用、鉗子や吸引、帝王切開に関する希望にも言及します。出産後直ちに赤ちゃんを抱っこしたいか、授乳をどうするかについてもあなたの希望を明確にしておくことが大切です。そうすれば、出産に立ち会った医者が、あなたの希望に反して赤ちゃんを別室に連れて行ってしまうこともありません。

陣痛そして出産時の痛み対策

脊柱側湾症そして出産に関して人々が何を言うかに関わりなく、陣痛と出産の際にあなたが鎮痛剤を使用するかどうかを決める権利は、他の誰でもなく、あなただけにあるものです。妊婦女性が使用できる鎮痛剤の選択肢は様々あります。これらには、感覚を麻痺させる麻酔剤、痛みを和らげる鎮痛剤、そして患者をの精神安定を図る精神安定剤が含まれます。

硬膜外麻酔が出産中に最も多く使用される薬です。この方法は帝王切開にも、経腟分娩 にも使用することができます。最低量の薬剤使用で、完全に麻痺させることなく体の下半身の感覚を鈍くできるので、最も好まれて使用される方法の一つです。硬膜外麻酔の副作用として悪寒や麻痺感覚、出産後の頭痛を訴える妊婦さんもいます。しかしこれらの副作用は非常に少ない例です。硬膜外麻酔の代替方法としては、陰部神経ブロックが挙げられます。この方法は主に経腟分娩に使用され、会陰または膣の周辺に麻酔を注射します。この手段では、子宮に感じる不快感は軽減されませんが、鉗子や吸引が出産に用いられる際には、痛みを緩和します。

出産の痛みに最も多く使用される鎮痛剤は塩酸メペリジンです。静脈注射によって、必要に応じて3～4時間毎に投与されます。陣痛と出産に使用される代替方法の選択肢は日進月歩で変化しています。催眠術やTENS (経皮的電気刺激)を使用する妊婦さんもいます。鍼療法も多く使用される代替方法で、他には痛みから気をそらす方法、水治療法や理学療法もあります。しかしながら、これらの療法については研究する余地が多くあります。あなたもご自分でいろいろと調べて、これらの方法が自分に適しているかどうか確認してから決定すると良いでしょう。

赤ちゃんとの対面

赤ちゃんの位置は、医者の触診によって分かります。赤ちゃんの頭は通常丸く滑らかで、他に赤ちゃんの位置が確認できる方法としては、心音の位置です。

頭を下に生まれてくるケースはが最もよくある位置です。頭から生まれてくる形であれば、経膣分娩が可能になります。逆子は赤ちゃんのお尻が妊婦さんの膣に近い所にあるか、足が下にある状態のことです。赤ちゃんがお腹の中で横向きになっている場合、これはトランスバースまたは横位と呼ばれます。

もしお腹の赤ちゃんが逆子や横位なら、産婦人科医と可能な出産方法の選択肢について相談しましょう。逆子になるはっきりした理由はありませんが、胎児が通常より小さいとか、胎児が複数ある場合によく見られます。また逆子は、子宮の形が通常とは違ったり、子宮筋腫があると起こります。羊水が多すぎたり、少なすぎたりする場合にも逆子が見られます。

帝王切開

数年前までは帝王切開はあまり好まれない出産方法とみなされてきたかもしれませんが、近年は多くの人に受け入れられるようになりました。ほとんどの妊婦さんのケースでは、帝王切開が必要かどうかははっきりと判別することはできません。しかし、もしそうなった場合を考えて、準備はしておくべきです。更に、中には医者が帝王切開以外の出産方法を選択できない場合もあります。こういったケースには、母親の産道に、ある特定の感染症があるとか、赤ちゃんをすぐに外傷を与えることなく、子宮から取り出さなければいけない場合が含まれます。前置胎盤もまた、帝王切開が必要となる状況です。あなたの主治医が、なんらかの兆候を発見し、帝王切開が必要だと判断した場合、帝王切開について、前もってきちんと相談しておきましょう。

出産方法の選択肢として、帝王切開について医者と相談するのは、8ヶ月の最後に向かう頃が適当です。なぜなら、この頃になると、産婦人科医はあなたの産道が実際にどのような状態であるかを診断できます。なので、あなたが帝王切開をした方が良いのか、自然分娩に挑戦するべきかが判断できます。

選択肢として帝王切開を考えている妊婦さんは、麻酔分娩に知識がある麻酔科医が必要な時に直ちに対応できるようになっている環境であることが重要です。これは、特に過去に脊柱側湾症の矯正手術を受けた妊婦さんの場合は、硬膜外麻酔を使用する方法を工夫する必要があるという点からも大切です。

あなたの脊柱側湾症が自然な経膣分娩の可能性を取り上げるようなものではない事を正しく理解しておくことが大事ですが、あなたの体の状態によっては産婦人科医に状況を判断してもらう必要があるかもしれません。

出産の準備

まだあなたが入院時に持っていくバッグを準備していないのであれば、9ヶ月の初め頃はその準備をするのに丁度良い時期です。病院で必要になるかも知れないものは、全て用意しておいた方が良いでしょう。そうすれば、ご主人が家に飛んで帰って必要な物を取ってくることになる心配もありません。出産の時に必要なものが入ったバッグは前もって準備しておいて、病院に向かう時にさっと持って行けるようにしておくと良いです。車の中に持っていくバッグを積んでおくのも、自宅にいない時に陣痛が来ても対応できるので良い方法です。

自分の物をひとつのバッグにまとめ、赤ちゃんの物は別のバッグに入れて、簡単に必要な物が見つけられるようにします。出産計画、タイマー、ＣＤプレイヤー、ビデオカメラ、読書のための本、ローションやクリーム、マッサージに使えるテニスボール、使いやすい枕、歯

帝王切開 – 流行と合併症

最新の研究では明らかに、脊柱側湾症がある女性は帝王切開で出産することが多いことを示しています。特に矯正手術を受けた方では、それが顕著です。矯正手術を受けた142人の妊婦さんを対象にした研究では、全出産件数に対する帝王切開での出産の割合が、一般的な妊婦さんでの割合よりも若干高くなっていました。しかし、合併症が発生した割合は高くはなっていませんでした。約40%の妊婦さんに妊娠中に腰痛が発生しましたが、 出産後3ヶ月程度でほとんどが改善されました。

参考文献：Orvoman E, Hiilesmaa V, Poussa M, Snellman O, Tallroth K. Pregnancy and delivery in patients operated by Harrington method for idiopathic scoliosis. Eur Spine J 1997; 6:304-07.

ブラシと歯磨き粉、石鹸、厚手の靴下、スリッパ、パジャマ、ヘアブラシ、髪留めや着替えが必要な物です。急に帝王切開をすることになり、病院に数日入院する場合には、こういった物が必要になってくるので、荷物に入れておく必要があります。

赤ちゃんの物を入れるバッグには、殺菌した哺乳瓶、毛布、おくるみ、シーツ、頭を保護するウールの帽子などを用意します。手足にはめるミトンや靴下も入れておくと良いでしょう。オムツやウェットティシュ、オムツかぶれ用のぬり薬や、ベビーソープ、ベビーローションも忘れないように。

前駆陣痛のサイン

妊娠最後の月、9ヶ月になってあなたが感じる期待と不安はかなりなものでしょう。もうすぐ赤ちゃんが誕生してあなたが抱っこする時のことを考えれば、当然のことです。出産や陣痛のことを四六時中考えていると気づくかもしれません。多くの妊婦さんが前駆陣痛を感じ、急いで病院に向かったり、病院へ行く途中に陣痛が本物ではなかったと気づくような経験をします。

定期的にやってこない陣痛や頻度や強さが多くならない陣痛、歩いたり、動いたりすると、痛みが軽くなる陣痛は前駆陣痛のサインです。おしるしと呼ばれる、茶色っぽいおりものも陣痛の兆候ではなく、内診の必要を知らせたり、48時間以内に性交をしていた場合に見られるサインです。

その一方で、陣痛の始まりが近く、準備をして、病院へ行く前にしなければいけないことを済ませる合図になる兆候もあります。残念なことに、こういった症状は実際に陣痛が始まる1ヶ月も前から起こることもあるのです。そして逆に、この症状が陣痛の数時間前に怒る場合もあります。

陣痛が始まる約2～4週間に、胎児が子宮の下方に下がり、骨盤に近い位置に来ます。このため、骨盤周辺や肛門への圧迫が強くなります。またしつこい腰痛も感じるようになるかも知れません。陣痛が近づくと、体力も落ち、疲れやすくなります。おりものの量が増え、粘度の高いものになります。前駆陣痛がより多く起こるようになり、粘液栓の排出もこの時期によく見られます。

本当の陣痛は定期的にやってくる痛みで、だんだんとその強さが増していきます。おしるしという、ピンク色の微量の出血も陣痛が始まったサインです。内膜が破れり、または破水した場合はすぐに病院に向かいましょう。

妊娠第3期で、各週ごとに注意するポイント

脊柱側湾症がある妊婦さんにとって、妊娠第3期は大変な時期になります。主な原因としては、子宮が脊椎に与える圧迫がどんどん大きくなるためです。そして、どの妊婦さんにとっても、誕生する赤ちゃんを胸に抱く日が待ち遠しくなるので、早く出産したいと思うのもこの時期です。

- ☐ **第27週目** — この時期になると骨盤筋が伸ばされてきます。ケーゲル体操をすることで非常に大きく緩和されます。お腹の赤ちゃんの形成は完全に終了し、体重は約2ポンド(0.9kg)かそれ以上になっています。脳の発達の大部分がこの時期にあります。

- ☐ **第28週目** — あなたと赤ちゃんの体重双方の増加がさらに増えます。この頃になると、前駆陣痛にも慣れてくるかもしれません。お腹の赤ちゃんの動きが脊椎により大きい圧迫を与えることがあり、これが更なる負担になる場合もあります。

- ☐ **第29週目** — 内臓と脳の発達が健康に進むように、お腹の赤ちゃんは多くの栄養素が必要になります。あなたの体力は低下してくるかも知れませんが、ウォーキングや水泳といったエクササイズを続けるようにしましょう。腰を支える腹筋を鍛えるエクササイズも一緒におこないましょう。

- ☐ **第30週目** — この時期には便秘や胸焼けが一般的な苦痛としてあげられます。繊維質の多い食物は便秘の緩和に役立ちますし、寝る前の食事を軽くすると胸焼けが楽になります。 足首のむくみを改善するには、足を高くしておいたり、水分を多く摂ることで改善できます。

- ☐ **第31週目** — 大きなお腹が邪魔で睡眠が困難でしょうが、できるだけ寝る時間を確保するようにして、カフェインのような眠気を覚ます成分がある食品は避けるようにしましょう。

- ☐ **第32週目** — この時期によく見られる症状には、息切れやむくみがあります。赤ちゃんはより成長し、お腹の中に動き回るスペースがなくなってくるので、蹴りや押される感覚が少なくなってきます。

☐ **第33週目** — お腹の赤ちゃん出生時の体重の半分が、この頃から出産までの間につきます。ですから、あなたの体重増加も顕著になるはずです。お腹のサイズもさらに大きくなります。

☐ **第34週目** — この時期になると、痛みや疲れが今までとは違ったものになってきます。精神的な負担が大きくなりますが、辛いこの時期が長い間続くのではないと前向きに考えることが大事です。

☐ **第35週目** — 血管、肛門、そして脊椎への圧迫が更に増えます。そのため痔になる妊婦さんが増えますので、たくさんの水分を取って、うまく乗り切ってください。

☐ **第36週目** - この時期になると、赤ちゃんには脂肪が付き始め、だんだんぽっちゃりしてきます。内診を受け、子宮口が開き始めているかを確認するように指示されることもあります。

☐ **第37週目** — この時期には、あなたは臨月に入ります。この時期に陣痛が始まった場合、陣痛を止める必要はもうないので、そのまま出産することになります。未熟児での出産はもう心配する必要はなくなりました。安心してください。

☐ **第38週目** — そろそろ、陣痛や出産方法について調べておきましょう。担当医と相談し、あなたが希望する出産方法を確認しておきます。

☐ **第39週目** — 陣痛のサインがいつ現れてもおかしくありません。落ち着いて、そのときが来るのを待っていてください。

☐ **第40週目** — ここまで来ると、出産予定日を過ぎてしまったことになります。医者は数日間待ってみて、それでも陣痛の兆候がない場合、出産する日を決定します。

第11章

妊娠期間中の食生活

妊娠生活中の食生活の重要性については、いくら強調しても強調し過ぎることはありません。これは、現代人の生活習慣の変化と共に、健康的な食生活の必要性が増しているためです。ジャンクフードを食べ漁り、ストレスの多い生活スタイルを送るのは、お腹の赤ちゃんやあなた自身の健康に良くないのはお分かりでしょう。

今日私達が口にする食物は非常に加工されており、私達の祖先が食べていた食物とは似ても似つかないものです。食品技術の飛躍的な進歩に伴って、私達は食物を紙容器や缶詰、密封容器に詰めることを可能にしましたが、人体はこの技術の躍進と同じように進化してはいません。つまり、私達の体は加工食品を簡単に消化できるようには作られていないのです。ですから、加工食品を食べると、体は炎症などを起こして否定的に反応します。

祖先が食べていたと思われる食物を調べることで、私達も食生活を正し、健康な人生が送れるようになります。これは妊婦女性だけでなく、健康に生きたいと思う人なら誰にでも当てはまることです。ウェストン・A.プライス氏による旧石器時代の食生活に関する研究は、非常に興味深いものです。

クリーブランドの歯科医であったプライス氏が、近代の人々に見られる病気や老化の根本原因について理解するべく調査をおこなったのは1930年代のことです。10年以上にわたってプライス氏が調査研究し、発見した内容の重要性から、彼はしばしば、"栄養学のアルバート・アインシュタイン"と賞賛されます。

プライス氏は世界中を旅し、近代社会や西洋文明の影響を受けていない人々の健康について調査し、彼らの健康状態がどう変化しているのかを理解しようとしました。歯科医である彼の最初の発見は、う蝕（虫歯）や変形、歯並びの悪さは、糖分が高く、砂糖漬けだったり缶詰になっていたりする加工食品が多く含まれる現代の食生活による結果だというものでした。う蝕（虫歯）や変形、歯並びの悪さといった問題は、細菌やウィルス、遺伝的な影響や歯磨きの習慣による結果によるものではないと立証されたのです。

彼の調査は世界中の大陸におよぶ６年間の大事業となり、現代の栄養学者や医者が信じたくないような人間の健康に関わる様々な真実を発見しました。彼はスイスの孤立した村、アウター・ヘブリディーズ（スコットランド北西にある列島）に住むゲール人、南北アメリカ大陸の原住民、南太平洋諸島のメラネシア人やポリネシア人、アフリカ原住民、オーストラリアのアボリジニ族、ニュージーランドのマオリ族について調査をしました。彼は、これらの地域に住む部族民や原住民が摂取する全粒穀物や自然の（加工されていない）食品の量が、現代社会で私達が摂取する量よりも格段に多いことを発見しました。それらの食品には、現代の食生活から得られる水溶性ビタミンやミネラルの4倍近く、そして脂溶性ビタミンが約10倍も含まれていました。彼はまた、今まで知られていなかった、近代食生活では失われてしまっている脂溶性の栄養素を発見しました。彼はこの栄養素を"活性物質 X"と名づけました。

プライス氏が調査した部族の人達は、強固な体を持ち、かなりの数の妊婦女性が帝王切開を受けることになってしまっている現代人と比べると女性の生殖能力が高くなっていました。彼はまた、これらの部族では、心疾患、糖尿病、癌などの変性疾患に罹ることがほとんどない事も発見しました。精神的にも同様のことが言えます。彼らは近代生活をする私達よりもより明るく、精神安定が高く、ストレスがありませんでした。

更に、プライス氏は、現代人の私達の食生活は、人間の体は栄養素が不足すると必要な分を骨から盗み取るため、これが骨格が縮まる原因となる“借用作用”を引き起こしていると発見しました。この作用により、身長が10インチ（約25ｃｍ）も縮まったという報告もあります。この借用作用が骨を脆くし、そのため脊柱側湾症や骨粗鬆症といった病気に罹りやすくなります。更にまた、借用作用が女性に多く起こる傾向にあることも事実です。というのは、現代社会に生きる女性は常に、非常に痩せていることが美しいというイメージを植え付けられているため、正しい成長に本来必要な栄養素を体から不足させてしまったりするからです。骨は脆くなり、脊椎が湾曲し、様々な骨格の障害につながってしまうのです。これは、出産時に多くの問題を引き起こす原因となる可能性があり、腰痛が起こる確率も高くなります。

プライス博士が彼の由緒ある著書“食生活と身体の退化”で使用した写真をあなたが見れば、原住民の食事で育った、健康的で溌剌とした人々と、現代的な食生活で生きる、ストレスを抱え、身体的退化が現れている人々の歴然とした違いに驚かれるでしょう。

氏の研究を基に、ウェストン・Ａ.プライス基金は、伝統食と現代食の違いを表にまとめました。

伝統食 VS 現代食	
伝統的な食生活	**現代食生活**
肥沃な土地から取れた食物	痩せた土地からの食物
内臓が筋肉より好まれて食される	筋肉が内臓より好まれる。内臓はほとんど食されない
自然な動物の脂質	加工された植物油
生、または発酵の乳製品	低温、または高温殺菌された乳製品
水に浸した、または発酵した穀物、マメ科植物	精製された、または成型された穀物、マメ科植物
時間をかけて発酵させた大豆製品を少量食べる	工場で加工された大豆製品を大量に消費
骨でとる出汁	MSG（グルタミン酸ナトリウム）や人口調味料
ハチミツやサトウキビのような精製されていない糖質	精製糖質
乳酸発酵野菜	加工済、無菌処理済の漬物
乳酸発酵で作られた飲み物	ソフトドリンク、ソーダ類
乳酸発酵で作られた飲み物	精製された塩
食品に自然に入っているビタミン類	合成ビタミンを食事やサプリメントから摂取
伝統的な調理法	電子レンジ、照射法
昔そのままの種子、自然受粉	改良された種子、遺伝子組み換え種子

ウェストン・A.プライス基金　提供

この表を見ても、私達の祖先が食べていた食物は随分変化してしまったことは明らかです。アメリカ合衆国では、国民に多く見られる肥満人口を減少させるよう活動しています。国民の10人に一人が肥満とされ、新兵員として待機名簿に名前を載せている4人にひとりが、肥満を理由に入隊拒否されている事実に、アメリカは事態を国全体の危機として捉えています。

明らかに、現代食生活の加工食品は、妊娠期間中に避けるべき食べ物のひとつです。加工食品は含まれる糖分、炭水化物、脂肪そして塩分が高い傾向にありながら、栄養素が非常に低くなっています。そのため、妊娠中の体には好ましくない問題や合併症を引き起こす原因になります。

- 加工食品は肥満を起こす原因になり、体重増加に繋がります。これは、脊柱側湾症があるあなたには良い影響を与えません。
- 加工食品は消化器の不調の原因となり、胸焼けや消化不良、胃酸に関わる合併症を引き起こすことになります。
- 加工食品はまた、うつや記憶喪失、そして妊娠による精神不安定の悪化などと関連があるとされています。妊娠によるホルモンの変化が起こっている時に、加工食品を食べて更にホルモンを混乱させるような事は、是非避けたいものです。
- 缶詰や加工食品には、使用材料について詳細に説明された正確な表示がされるように義務付けられていますが、実情はそれとはかけ離れた状態です。"砂糖未使用"と表示されている商品の中には、実際には砂糖の代わりに"アガベシロップ"や異性化糖が使用されているものもあり、これらは砂糖と同様に体に害を与えます。
- また、ビタミンやミネラルなどの栄養素がそぎ摂られた食事によるビタミン欠乏が、生殖能力の欠乏や不妊の原因になると確認されています。
- 現在農家で使われている化学薬品や殺虫剤、除草剤はまた、動物に脊柱側湾症を発症させる原因とされています。これは観察がしばらくおこなわれてきた結果で、現在も調査中です。殺虫剤のケポンは魚の脊柱側湾症の要因とされていますし、殺虫剤に接触したオタマジャクシには脊椎湾曲がおこっています。

- これに加えて、加工食品は癌への影響がいわれています。

現代の人々が直面しているほとんどの健康問題は、私達が消費している食物の影響によるものです。長年にわたり、各種食品製造業者は様々な通説を市場に植え付けてきました。流行に乗って登場する様々なダイエットの自称指導者も、そういった通説を世の中に広めるのに大きな影響を与えています。減量するには、食生活から炭水化物を全て取り除くように指導するダイエット法もあれば、飽和脂肪酸は全て体に良くないと訴えるダイエット法もあります。以下に挙げたのは、私達がよく耳にする食物や栄養素に関する情報で、必ず本当だとは限らないものです。読んでみると、今まで信じていた情報がいかに間違っているか、驚かれると思います。

飽和脂肪酸 – 健康全般、特に心臓病予防のために、全ての種類の飽和脂肪酸を避けた方が良いと思われている方は、基礎的な部分を正確に理解していただく必要があります。人間の体にある程度の量の飽和脂肪酸はなくてはならないものなのです。細胞壁を完全なものにしたり、必須脂肪酸の生成を助けます。また免疫機能を上げたり、丈夫な骨と肺を作るのに貢献します。体が脂肪を元にして消費するカロリー量は、あなたの活動量とメタボリックタイプによって変わってきます。この量は、絶対に一日に消費するカロリーの30%以下になってはいけません。アメリカ国立衛生研究所（NIH）も、A、D、E、Kの各ビタミンの吸収には、ある程度の脂肪が必要だとしています。また子供にとって、飽和脂肪酸は適切な体の成長と発達に必要な栄養素です。飽和脂肪酸は細胞膜の形状やホルモンを作るのに働きます。また飽和脂肪酸はカロチンをビタミンAに変えるのに必要な栄養素です。一般的に信じられている情報とは反対に、コレステロールを減少させるのです。（パルミチン酸とステアリン酸）それに飽和脂肪酸は体を守る抗ウイルス物質としても働きます。

コレステロール – コレステロールは私達の食生活の敵として、常に取り除くように言われていいます。しばしば、コレステロールには2種類あるといわれます – LDL と HDLです。私達が長い間話題にしているコレステロール論では、LDLコレステロールが体に悪いもので、 HDLコレステロールが体に良いものだとされています。しかし、この理論はコレステロールが動脈壁に付着して動脈を詰まらせるという"コレステロール善玉悪玉論"をもとに始まったものです。最近の研究では、体の中にあるコレステロールの80から90%は体内で作られることが発見され、食生活によるコレステロールの割合への影響はそれほどない事が分かりました。有名な研究である"世界七カ国共同研究(Seven Countries Study)"でもこの発見は説明できません。世界七カ国共同研究では、コレステロールが高い食生活の国では、冠疾患によるの死亡率が高い事を証明しました。しかし、残りの16カ国のデータが分析に使用されなかった点については、問題にされなかったのです。これは、データを使って統計的に偽りを作る典型的な例です。

赤肉 – ビタミンB12、ビタミンB6、亜鉛、カルニチン、リン、そしてコエンザイムQ10のような様々な栄養素が豊富な食品である赤肉の消費は、神経系の発達を促します。

卵 – 神経系の健康に重要な役割を持つもうひとつの食物が卵です。代用卵の登場によって、自然界の素晴らしいタンパク源の消費が減少しています。

穀物 – 人体にはある程度の穀物が必要だと多くの人が信じていると思いますが、私達は古代は肉が主食だったことを忘れてはいけません。冬の時期を生き抜くには、栄養価の高い食生活をして耐えしのぐ事が必要でした。農業が始まった後も、消費されていた穀物は草原に積まれていたため、雨や湿気によって一部は発芽していました。精製粉には栄養素が残っていないため、精製粉を消費すると体内に栄養のないカロリーを取り込むだけになってしまいます。

現代における、妊娠中の食生活に提案できること

妊娠がはっきり分かった途端に、あなたは膨大な量のアドバイスを聞くことになるでしょうが、これは一度に食生活に取り込むにはかなり大変な量です。あなたとお腹の赤ちゃんに良くないから避けた方が良い食物についてアドバイスする人もいるでしょうし、逆にあなたと赤ちゃんの健康のために食べた方がよい食物についてのアドバイスをする人もいるでしょう。詳細に書かれた食事メニューを出されなかっただけ、ありがたいと思いましょう。あなたへのアドバイスはどれもあなたへの親切心からくるものですが、つい最近自分の妊娠を発見した女性にとっては不安を増やす材料になってしまうことが多いようです。

妊娠に関する本を覚える位にしっかり読むと、9ヶ月間を通してお腹の赤ちゃんに充分な栄養を与えられる食生活が送れるという人もいます。残念ながら、そう簡単にはいかないのが実情です。

書店に行ってみると分かりますが、"赤ちゃんと出産"または"妊娠"関連の本の量の多さに驚かれるはずです。医者によって書かれたものもあれば、婦人科医や助産婦、栄養士、中には妊婦さん自身によって書かれたものもあります。残念な点は、それらのほとんどの本が本質的には驚くほど似ていて、どんな食品を食べれば良いかを提案するのに食品群ピラミッドが使われているのです。

どの本も自身による研究がおこなわれておらず、他の場所で発表された内容を繰り返しているだけのようなのが事実です。同じ意見がたくさんの違う人々によって本にされたからといって、やみ雲に信じていいというものではありません。実は、それらの本で推奨されている内容には、正しくない情報があり、そのために妊娠期間に摂取した方が良い素晴らしい食品をあなたから遠ざけていることもあるのです。本で推奨されている内容と、ウェストン・A. プライスが研究で発見した内容を比較したものを次に紹介します。

- **魚介類** – 現代の妊娠に関する本に必ず載っている情報で、ひとつだけ正しいものがあります。魚類には健康に非常に良いオメガ3脂肪酸が多く含まれているということです。オメガ3脂肪酸は抗酸化物質であり、妊娠期間の9ヶ月を安定した精神状態で乗り切る様々な資質を持っています。現在入手できる本には、水銀汚染の可能性から、魚類の消費量を制限するべきだと書かれています。残念ですが、地球の水が完全にきれいなものになるとは期待できませんし、妊娠中にこういった危険をさけたいというだれもが持つ恐怖心からこういった内容が推奨されているのです。もうひとつここで触れておきたい点は、ほとんどの妊娠に関する本で、栄養素の最も良い吸収源である魚介類には、貝類、魚卵、魚の内臓が含まれていることに触れていません。ビタミンAとビタミンDのレベルを大きく増加させ、妊娠中にあるべきレベル以上になるという理由から、だいたいの本では肝油は避けるように勧められています。

- **内臓肉** – 現代の妊娠に関する本によると、ビタミンAを摂取するのに一番良い方法は緑や赤の葉もの野菜を食べることだとしています。実は、これは本当ではありません。完全形成され、生理的に活性しているビタミンAは動物性の物からしか摂取することはできません。ほとんどの本では、レバーといった内臓肉は避けるように勧められています。しかし、実は、レバーはビタミンAの素晴らしい摂取源で、また、胎児の神経系の発達に重要な葉酸塩も多く含まれています。内臓肉を避けるように書かれているため、本ではベータカロチンを多く含む野菜を食べるように勧めています。これは、ベータカロチンが体内でビタミンAに変えられるからです。ベータカロチンは確かに体内でビタミンAに変えられますが、本では(わざとかどうかはわかりませんが)ビタミンAへの変換が適切におこなわれるには、体内でその他のいろいろな要因がうまく働かなければいけないことを説明していません。消化に問題がある人や甲状腺の問題がある人は、ベータカロチンから活性型ビタミンを簡単に生成することが出来ない可能性があります。ビタミンAの欠乏はまた、その吸収や消化にビタミンAが存在することが必要な様々な栄養素の不足といった問題につながります。

- **動物性脂肪** – 昔に戻って、あなたのおばあさんが脂肪について話していたことを考えてみると、現在の通説とはまったく違ったものだと気付くかもしれません。東洋社会の高齢者に話を聞くことができれば、昔は家族に妊婦がいると、妊婦には脂肪を多く摂る贅沢な食事をさせたものだと話してもらえるでしょう。実は、ほとんどの文明社会には、妊婦の内臓の健康と皮膚の潤いや張りを良くするための特別な食品が存在しています。妊婦に脂肪を多く摂らせるはっきりした理由は理解されていませんが、効果があることは間違いありません。脂肪は体内で起こる生理学において、大切な役割を果たしています。残念なことに、現代社会では脂肪を毛嫌いする風潮が拡大し、それが妊婦にも波及してしまっています。妊娠中の健康とホルモンや化学物質のバランスを正しく維持できるようにするために、脂肪を多く摂るべきであるこの時期でも、"食生活と栄養の専門家"などと呼ばれる人達は、私達に脂肪の摂りすぎは良くないと言います。ここで、ひとつ確認しておきたいのは、脂肪を多く摂るとは、理想の妊娠時の理想体重を超えるような大量の脂肪を消費することを意味しているのではありません。産婦人科に勧められている体重制限を超えないように注意することが非常に重要です。

- **卵の黄身** – 昨今の卵の摂取量に関する指針はまったく信じられないものばかりです。卵の消費は1日2個までと世の中では言われています。中には、1週間に2〜3個に減らした方が良いという意見もありますし、栄養豊富な卵の黄身は食べずに、タンパク質が豊富な白身だけを食べた方がよいという意見もあります。卵の黄身に含まれる脂肪が問題だという人もいますし、コレステロールが健康に良くないという人もいます。これらは全て、間違った情報です。卵はタンパク質と栄養素を豊富に含む素晴らしい食品で、ビタミンCを除く全てのビタミンを含んでいます。

- **乳製品** – 乳製品は妊娠中にカルシウムを摂るのに、とても良い食品群だと誰もが信じています。しかし、現在の妊娠に関する本で触れられていないのが、スーパーなどで売っている無菌処理済の牛乳は、胃での栄養吸収が難しい点です。これに反して、ウィルスや細菌が混じっている危険性から、生乳は避けた方が良いとされています。牛乳にアレルギーがある多くの人では、アレルギー反応は無菌処理済の牛乳を消費した場合のみ起こるようです。細菌が含まれると考えられる生乳の方が、ビタミンAが多く含まれる事から、美味しく色が濃いという人もいます。殺菌工程によって人間に有効なビタミンCが取り除かれてしまい、牛乳に含まれる乳糖がβ-乳糖に変えられますし、カルシウムの生物学的利用能（活性成分が全身循環に 到達する割合）が減ってしまいます。

- **炭水化物** – これも他の栄養素と同じですが、炭水化物の消費量に関する基本的な指針は正確でも、全粒穀物を食べた方が良い点、そして水に浸したり、発芽させたりすることで栄養価が上がる点を指摘する指導者はあまりいません。あなたの食生活に全粒穀物を取り入れるなら、古くからある伝統社会でもおこなわれてきた発芽や水に浸す方法も取り入れることをお勧めします。これらの方法は、フィチン酸のような抗栄養素物質を中和させ、食品をより健康的にすることができます。

- **タンパク質** – 医者はいろいろな組織や筋肉の発達にタンパク質が必要だといいます。あなたのお腹の赤ちゃんと胎盤は、あなたが消費するタンパク質から栄養を受けます。またタンパク質は血液量の増加を助け、母乳を良く出るようにしてくれます。タンパク質を摂れる食品として勧められるものには、赤肉、鶏肉、魚類、チーズそして牛乳がありますが、決まってどれも低脂肪のものが勧められます。

- **菜食** – 食生活に関する本や書物では、妊娠中の菜食は非常に良いとされています。世界中で菜食主義が賞賛されているからといって、このような意見に振り回されてはいけません。古代の人々は肉食を中心とした生活をしていましたし、彼らは病気に悩まされている現代人よりも体内、体外の健康状態が良かったことが分かっています。

- **サプリメント** – サプリメントの摂取は妊娠期間には必要なものだと考えられています。自然な食生活を推奨するダイエット法では、カルシウム錠剤を取らずに栄養強化された食品を摂取するように進めていますが、これらのダイエット法の著者が、栄養強化食品は実のところは栄養を補っている食品であり、サプリメントと何ら変わりはないことを無視してしまっている点は不思議です。ですから、普通の食事をして、カルシウムサプリメントを取るのは、カルシウム強化された牛乳を飲むのと同じことになります。

現代発行されている妊娠に関する本には、根拠に基づいた医療を参考にするといった良い部分もあります。これは、どの情報が信じられる内容かどうかを判断しやすくしてくれます。根拠に基づいた医療がなければ、どういった研究がおこなわれたのか、そして、人類が（この場合女性がというべきでしょうね）営んできた流れの全てに反した栄養摂取の仕方を推奨できるだけの人体に関する理解があるのかどうか判断しかねます。緑黄色野菜や全粒穀物、新鮮な果物や野菜、ナッツ類を取ることは体に良いことであり、妊娠中も続けるべきことです。

妊娠中の食生活について書かれた本は、最近注目されている栄養の基礎についてまとめられた色々な本の情報をまとめたかのように見えます。世界中に拡大する肥満傾向と共に、脂肪やコレステロールの消費を減らし、脂肪分の少ない肉や加工されたり栄養強化された飲み物を取るように勧める書物が多くあります。

皮肉なことに、一般的な栄養に関する本の著者達が、自分達が推奨している栄養に関する基礎情報が完全に間違っていることに気づいていないのが事実で、特定の食品グループを避けたダイエットを続けて、長期的に保持できる体重減少と健康維持を同時に達成することは不可能に近いのです。

ウェストン・A．プライス基金では、妊婦に次の食生活を勧めています。この食生活は、現代社会よりも自然分娩の割合が非常に高かった古代社会の食生活が分かる発見事実をもとにしたものです。更に、この食生活は体全体の健康と免疫力にとても効果があります。

まず最初に、脊柱側湾症がある妊婦さんの食生活では、トランス脂肪酸、いかなるジャンクフードや加工食品、揚げられた加工食品、精製糖、精製穀物類、ソフトドリンク、カフェイン、アルコール類、煙草そして薬（処方薬の使用に熱心な医者によって処方されたものも含む）を避けるべきだとしています。

ビタミンＡとビタミンＤを適切なレベルにするために肝油を取り、放牧で育った牛の無殺菌全乳を１クォート（約１ℓ）、テーブルスプーン４さじ程度のバター（どんな形で消費しても良い）、卵２個（黄身も含む）、ココナッツオイル、乳酸発酵で作られた調味料、骨から取った出汁、水に浸した全粒穀物、そして、新鮮な果物と野菜を豊富に取ります。新鮮なレバー（約3～4オンス、約85ｇ～115ｇ）を週に1～2回食べ、新鮮な魚介類（鮭、貝類、魚の卵などが特に良い）を週2～4回食べます。そして牛肉または羊肉を週2回程度食べると良いでしょう。肉の脂肪分を取り除く必要はありません。

この食生活に加えて、特に食べた方が良い食品、逆に避けるべき食品について、疑問があるかと思います。私はこういった食生活に関する質問について回答をまとめ、おこなっても良いこと、悪いことに分けた表を作成しました。また、質問は脊柱側湾症と妊娠に関する見地から見たものであるようにしました。あなたが摂るべき食生活は、現代工場でおこなわれる加工技術によって手が加えられていない、自然なものであるべきなのを理解してください。脊柱側湾症がある妊婦さんへのこういった食生活の推奨は、お腹の赤ちゃんの成長と、あなた自身の骨と骨格の健康維持のための食事をより確かなものにします。

あなたが持っている全ての疑問に対して回答を用意できたかどうかは分かりません。もし、他に質問や疑問があるようでしたら、是非Ｅメールなどで連絡してください。あなたの質問になるべくお答えしたいと思っています。

- 妊娠第1期はつわり(悪阻)によって食事の量が減り、ビタミンなどの栄養素が摂りづらくなることから、多くの女性が妊婦向けのビタミンを飲んだ方が良いか迷います。論理的にはそうですが、妊婦用ビタミン剤は勧められません。なぜなら、こういったサプリメントは化学物質を含んでおり、そのため先天異常の可能性が心配されます。薬に頼らなくても、体は自然に対処してくれるのが事実です。同時に、時には気分が悪くても、適切な食品をある程度の量は取って、あなたとお腹の赤ちゃんのために、できるだけ多くの栄養を取るようにします。

- ソフトドリンク類は全て、妊娠中は飲まないようにしましょう。ソフトドリンク類は、健康な食生活にまったく役に立ちません。食事中にソフトドリンクを飲んでいた人は、何か変わりになるものが必要だと思うかもしれません。紅茶キノコやハーブティー、牛乳やフレッシュジュースなどが炭酸飲料の代わりとして最適な飲み物です。ハーブティーや牛乳は大丈夫ですが、紅茶キノコを今まで飲んだことがない場合は避けておきましょう。副作用が出ることもあり、妊娠中にはできれば避けたいことです。

- 妊婦女性に魚類はとても良い食品であり、多くの女性が寿司を好んでいます。ですが、妊娠中は寿司を避け、他の乳酸発酵した魚類を食べるようにしましょう。

- 妊娠生活において最もやっかいな問題のひとつに、悪阻で苦しい妊娠第1期には、思うように健康な食生活が送れない点があります。吐き気や嘔吐のせいで、実際に自分が食べられている食事の量が少なすぎるのではないかと心配している方は、食物を胃の中にとどめ、食事ができるように生乳を少しずつ飲むようにしてみるといいでしょう。生乳を温め、メープルシロップやシナモンを少し加えたものを時々口にします。他に吐き気を自然な方法で抑えるには、スウェディッシュ ビターズ(アロエを中心にして作られたハーブ液)や酢を少し水にたらしたものが使えます。体が食事をまったく受け付けない場合は、骨から作った出汁を作り、さまざまな野菜と細かく切った内臓肉を加え、毎日必要な栄養素を摂るようにします。

妊娠中の食生活に取り入れるべき重要な各栄養素について詳しく述べる前に、健康的な食生活に役立つ目安を考えてみます。これらの目安で、お腹の赤ちゃんだけでなく、あなたにとっても健康な食生活をより確実にできるようにします。またこの目安は、本に記載されている全てのアドバイスの中から、あなたに必要なものを選び出すのに役立ちます。そのようにして、あなたにぴったりな妊娠期間の食生活を作り上げる目安を作成してみました。

それでは早速、その目安を紹介しましょう：

- 自分のメタボリックタイプを判定し、祖先が食べていたものを食べるようにしましょう。妊娠中の9ヶ月間は、あなたのおばあさんが食べるように勧めるものを選ぶようにし、現代の食品に対する考え方を切り離して食品を選びましょう。

- 新鮮な自然食品を多くまとめて買うようにし、それが腐ってしまう前に食べ切るように努力しましょう。

- それがたった一口であっても、あなたが食べる物はあなたとお腹の赤ちゃんに影響します。ですから、栄養豊富な新鮮な食品をとりましょう。スプーン１杯の量に栄養が多ければ多いほど良いのです。精製粉や砂糖、人口着色料や人口調味量など、栄養のないカロリーだけの食品を避けましょう。

- 毎日同じような果物や野菜だけを食べ続けないようにしましょう。多くの種類を食べるようにします。野菜をゆでたり、スープにしたり、蒸したり、ソテーにしたりするのも良いです。

- あなたが取る主な水分は水、絞りたてのジュース（缶入りやパック、ボトルに入っているものではなく）または牛乳にしましょう。加工されたフルーツジュースやソーダは、少なくとも妊娠中そして授乳中は家の中からなくしましょう。

- 伝統的な発酵食品を多く摂るようにし、良質のプロバイオティックス食品または、善玉菌を体の中に増やすようにしましょう。そうすることで、消化器官の吸収力を改善し、あなたが食事からできるだけ多くの栄養素を消化吸収できるようになります。

- 魚、鶏、牛、羊などの骨から作った出汁を使うようにしましょう。骨から作った出汁を料理に使うと、食事の栄養価が高まります。

- フィチン酸の影響をなくすように、全粒穀物は発芽させてから食べるようにしましょう。
- 妊娠中に摂る脂肪は、エクストラバージンオリーブオイル、バター、亜麻仁油、ココナッツオイル、その他科学的に精製されていない油といった健康に良いものにしましょう。健康に良い脂肪は、自然な状態で育てられた動物の脂肪からも摂ることができます。

受精したその瞬間から、命が育っていくのは私達皆が知っている事です。大切な命が育ち、順調に成長していくには、適切な栄養が必要なのです。妊娠初期の胎児にとって、栄養の重要性はいくら説明しても無駄ではありません。私達が妊娠に気づいていないにも関わらず、妊娠初期は、胎児が育って小児となり、子供、思春期、そして大人になるにあたって、非常に重要な時期なのです。脳や肝臓、心臓血管系そして変性疾患発症の可能性に影響を与えます。

受精から7日目までに、受精体(精子と卵子が結合した状態)が子宮に到達し着床します。これが完了すると、受精体は胎芽と呼ばれます。胎芽の心臓は23日目には発達し、40日目には脳波を記録することができるというと驚く人もいます。7週間目にはもう、胎芽は触感があり、顔をしかめる、吸い込む、しゃっくりをすることができるのです。8週間後には、内臓が発達し始め、ここで胎芽は胎児と呼ばれるようになります。この時期、胎児には、体の構造系4,500のうち、4,000が完成しています。胎児はこのころには、指をしゃぶり、でんぐり返しをし、臍帯をつかんだりします。

胎児は妊娠第3期に入ると、未熟児として誕生しても子宮の外で生きる事が可能です。赤ちゃんは妊娠最終週に特に骨格系が飛躍的に成長します。これら全ての成長と発達には適切な栄養素が必要です。

栄養についての章で、何故胎児の発達に触れているか、疑問に思う方もいるでしょう。なぜなら、胎芽、胎児そして幼児には、発達段階に合わせてそれぞれ必要な栄養のレベルが違うからです。ですから、あなたの食生活も違ってくる必要があります。9ヶ月の妊娠期間、栄養ある食品を摂ることに変わりはありませんが、その他に、自分がいる妊娠時期に合わせて、特定の栄養素を多く摂るようにするべきなのです。

原始人の妊娠期間の食生活

原始人や伝統的文化の研究から、ウェストン・A．プライス基金では当時の食生活を以下のように理解しています。海岸近くに住んでいた民族では、妊婦は魚卵を食べていました。放牧で育った牛の牛乳が飲まれていました。更に、女性は牧草地が緑で牧草が充分にある時期に妊娠するように言われました。結婚前の男女は、数ヶ月間栄養の高い牛乳を飲む習慣があった民族もあります。

内臓肉も妊婦の食生活に大きな役割を果たしていました。内臓肉には、ムース（ヘラジカ）の甲状腺、クモガニ、肝臓などが含まれました。地元で育つ食品、動物の脂肪、骨から作る出汁が妊娠中摂取されました。

原住民の食生活は各食品の栄養素を研究して考えられたものではありませんでしたが、豊かな知恵と知識、特殊な才能によって生み出されたものです。現代なら、魚卵にはビタミンB12、コリン、セレニウム、カルシウム、マグネシウム、オメガ3脂肪酸、そしてコレステロールが豊富に含まれている事が分かります。

基本的な知識を理解したところで、脊柱側湾症がある妊婦さんに良いとされる、それぞれの食品と栄養素についてみていきましょう。

ビタミン A

ビタミンAは胎児の成長に必要な栄養素で、ビタミンAのおかげで細胞、組織、そして内臓が正しく分化して成長することができます。また、脳と各内臓器官の間の情報伝達に使われる神経ネットワークを作る役割もあります。それに加え、ビタミンAの不足は腎臓のネフロン（腎単位）減少を招き、妊娠後期に腎臓機能の低下の原因になります。更にビタミンAは、肺の中にある繊毛の発達にも必要です。

妊娠中のビタミンA不足は、胎児の正常な発達に大きく影響を与えます。目の異常、腎臓の位置異常、兎唇（三つ口）、口蓋裂、それに心臓や肺の異常が心配されます。動物実験によれば、自然流産、様々なレベルでの目の異常、歯列弓や唇のゆがみ、卵巣や精巣、腎臓の位置異常、出産の長時間化、さらには母親の死亡といった例が確認されています。

妊婦さんに処方されるビタミンＡの1日当たり摂取勧告量は2600IUで、これは妊娠していない女性よりたった300IU多いだけです。原住民の妊婦が摂取していたと思われるビタミンＡの量は正確にはわかりませんが、食事の栄養素から考えると20,000IUかそれ以上だったと予想されます。この仮説は妊婦の食生活に含まれていた肝油や牛乳、バター、卵をもとに考えられたものです。

信じられないことに、現代の医療システムでは、先天異常の原因となるとして、妊婦がビタミンＡを過剰摂取していると警告しているのです。ここであなたが疑問に思うべきなのは、もし、原住民の妊婦が高いレベルのビタミンを摂取していたのなら、何故先天異常がある赤ちゃんを多く出産しなかったかということです。実は、過剰なビタミンＡ摂取に関する考察は、1995年にボストンのケネス・ロスマン博士が率いるアメリカ医学研究所の科学者によっておこなわれた、たった一つの研究をもとにしたものです。この研究には、多くの間違いがあります。例えば、ビタミンＡの量は肝臓に蓄積している量をもとに計算されています。この数字が2倍され（肝臓が体内のビタミンＡの半分を蓄積するとされる点から）、これを妊娠第3期の日数で割りました（ビタミンＡが蓄積されると予想されるため）。

アメリカ医学研究所の科学者達は、胎児の体内で発見されるビタミンＡの量は、何日にもわたって発達に使用されると予想しました。しかし、ビタミンＡというものは、蓄積されるのではなく、すぐに使用されるものなのです。そして科学者は、子供の健康の未来について、まったく見当がついていなかったのです。研究では、ビタミンＡを10,000IU以上消費している23,000人の女性を観察し、これらの女性から生まれた子供には頭部神経提細胞の異常が起こる高い危険性（4.8倍）があると確認しました。これら研究で観察された女性が消費したビタミンＡの多くが、食物からではなく、ビタミン剤やサプリメントで摂取されました。

紹介した研究に対して、高いレベルのビタミンＡ消費には危険ではないとする多くの研究があります。これらの研究は、出産件数全体における先天異常発生率を調査するものでした。先天異常の発生率は3～4%で、そのうち、ビタミンＡを多く消費していた妊婦における先天異常の発生は約3%でした。この数値は少ない方になります。

ビタミンE

1922年には、この栄養素なしにはネズミが妊娠出産できないことから、ビタミンEは“妊性因子”と呼ばれていました。この事実にもかかわらず、科学者はまだ、妊娠中にビタミンEが必要不可欠なのか確認できていません。

ですが、科学者が確認できていないからといって、その事実が正しくないというものではありません。人間の生殖機能にビタミンEは重要です。ビタミンEが豊富な食物には、ナッツ類、穀物の種、新鮮な果物や野菜があります。

ビタミンD

妊娠第3期になると、どんどん体重が増えているように感じるでしょう。この体重増加は外から見ても明らかで、お腹の赤ちゃんの骨格が大きく強くなり、成長しているとあなたも自覚できるでしょう。妊娠期間の最後の6週間に、誕生時に赤ちゃんの体内にあるカルシウムの半分が、骨格に注入されます。また、ビタミンDが肺の発達を助け、適切な成長にはビタミンAとの相互作用があると分かっています。それに、新生児の血中のビタミンD濃度は母親の濃度とほぼ同じ数値になっています。

長年にわたって、たくさんの人々がビタミンDの働きを明確に理解できるように数多くの研究をおこなってきました。なぜなら、ひとつの研究でビタミンDの働きをある形で示すと、すぐに他の研究でそれが否定されるからです。1997年には、アメリカ医学研究所が母体から胎児へのビタミンDの移動は最小限にとどまっていると発表しました。また、研究所は妊娠していない女性が必要とされるビタミンD摂取量以上を妊婦が摂取する必要はまったくないと指摘しました。この結論は非常に非論理的です。なぜかというと、女性が摂取すべきとされているビタミンDの量（一日あたり200 IU）がそもそも低い数値なのです。もっとひどいのが、アメリカ小児科学会の栄養学委員会および母乳育児部会が400IUと推奨していたビタミンDの摂取量を、アメリカ医学研究所の推奨する200IUに変更してしまったのです。

更にあきれるのは、新生児は日光にさらさないようにし、外出などは洋服で完全に保護するようにといわれています。また、母乳に含まれるビタミンDが充分ではないと指摘し、さらに混乱を招いています。母親のビタミンD摂取量を少なくするにも関わらず、赤ちゃんを日光から避けるといったような矛盾した指針は、実際は更なる困惑を引き起こしています。

ウェストン・A．プライス基金は、原住民文化ではビタミンＤ摂取が一日あたり2000IUであったという素晴らしい研究観察に基づく発表をしています。これだけのビタミンＤは肝油、貝類、バターやラードから摂取できます。生まれてから1歳まで2000IUのビタミンＤを摂取したフィンランドの子供達では、その後30年間Ｉ型糖尿病がまったく発症しませんでした。この研究は10,000人の子供を対象におこなわれました。

ビタミンK

どのようにビタミンＫが体内で働くか、また胎児の成長をどのように助けるかを正しく理解している科学者は多くいません。オステオカルシンやマトリックGla蛋白といったビタミンＫ依存のタンパク質がカルシウム塩を適切な場所に吸収させるように助けている、と医者は仮定しています。これはつまり、カルシウムが軟組織のある場所ではなく、骨に取り込まれるようになっているということです。ビタミンＫ依存タンパク質を活性化する酵素は、妊娠第1期で既に胎児の中に存在します。

胎児の成長において、ビタミンＫが果たす詳細な役割は解明していませんが、母親のビタミンＫ不足や吸収阻害があると、重度な問題が発生することは分かっています。ワルファリンを妊娠中に服用している妊婦はこの事実を目の当たりにすることになります。ワルファリンは血液凝固機能を阻害する薬品で、ビタミンＫ欠乏を引き起こす可能性があります。ワルファリンを服用する母親から産まれた赤ちゃんは、鼻がつぶれていたり、脊椎に空洞や斑できる可能性があり、四肢麻痺の原因になります。

この例からも、ビタミンＫが骨格系と神経系双方の正しい発達に非常に重要だとはっきり理解できます。ビタミンＫ注射を受けると、胎盤へ栄養素を送り、そこから必要な量に合わせて胎児に吸収させることができると言われています。ビタミンＫを豊富に含む食品には、カモの肝臓、納豆、チーズがあります。バターや卵黄もビタミンＫをある程度含む食品です 。

DHA（ドコサヘキサエン酸）

DHA、ドコサヘキサエン酸は、ニューロンやホスファチジルセリンのような脳脂質の形成に必須です。またDHAは、ストレスによって発生する遊離其による攻撃からニューロンを保護するために合成される混合物の前駆物質です。DHAは胎児、小児、そして成人の体内で、植物油に含まれるオメガ3脂肪酸とαリノレン酸から作られます。転換比率は胎児では1%に満たない程度で、その数値は生涯ほとんど変わりません。胎児は母親からDHAを受け取り、それを脳に蓄積します。DHAは肝油や脂肪の多い魚からも多く摂取することができます。

葉酸

妊娠中に葉酸が果たす役割はほとんどの人に最も知られているはずです。葉酸は、遺伝子の適切な形成に必要なビタミンＢの1種で、子供の成長には新しい遺伝子が必要なことは私達全員が分かっていることです。葉酸はまた神経障害を防ぐのにも役立ちます。胎児の体重増加を助け、自然流産、精神知能発達遅延、口の異常形成を防ぎます。

妊娠期間中に摂取すべき葉酸の量は一日600マイクログラムとされています。この数値を推奨する専門家はまた、葉酸の過剰摂取は母親の赤血球数を低くするとしています。そして、推奨される量の半分は食物から摂取し、残りの半分はビタミン剤などから補充する必要があるとしています。

葉酸が体内に吸収される量は、実は体内の亜鉛の量に大きく影響しています。それに加え、人工的に生成された葉酸は体で使用可能な葉酸に変換されなければなりません。この変換は通常、１回に200マイクログラムが限界とされています。時と共に、この変換可能量もだんだん低くなっていきます。葉酸が豊富な食品には、レバー、マメ類、そして緑の葉もの野菜があります。

コリン

コリンの低摂取は神経管異常の危険性と大きく（4倍もの）関連があります。ベタインと呼ばれる化合物に転換され、ベタインは葉酸の代替物質となる場合があることから、コリンは葉酸と深い関わりがあります。

これに加え、コリンには胎児の脳の発達に直接的な関連があります。妊娠56日目から3ヶ月の終了までかかるコリン作動性ニューロンの発達にはコリンが必要です。実際には、コリンはあなたが赤ちゃんに供給する必要がある栄養素で、更に赤ちゃん誕生後、4歳になるまで注意して摂取させるようにする必要があります。4歳頃にはニューロンやシナプスの形成と分化が完成します。

ネズミ使った研究で、コリンを多く摂取させたネズミからは、視空間と聴覚記憶機能が30%高い子ネズミが生まれたという発表がされています。子ネズミ達は生涯通して観察され、その結果は加齢による痴呆の症状が現れず、神経毒素の攻撃に非常に高い耐性があるというものでした。

妊婦のコリンの1日当たり推奨摂取量は425㎎となっていますが、前記の研究ではその3倍の量で子孫への長期利点が現れると示しています。コリン摂取量を増加させるために良い食品は、レバー、卵黄、肉類、ナッツ類、そしてマメ類があります。

グリシン

アミノ酸であるグリシンはタンパク質合成の過程で制限因子となり得ます。胎児は母親の血液から直接グリシンを吸収することもできますし、葉酸を使って、セリンからグリシンを生成することもできます。妊婦さんが、骨から作った出汁や肉の皮を消費して、適切な量のグリシンを摂ることが大切です。

多くの人が、妊娠期間の栄養摂取に関する注目度は根拠のないものだと信じています。体重が増えるのを恐れ、妊娠中でも病的なほどに体重を減らそうとするダイエットを続けようと考えている女性は赤ちゃんの成長は遺伝子が影響しているとする説を信じようとします。確かに遺伝子の影響もありますが、それはほんの一部です。真実は、遺伝情報は、ある部分の成長発達がどちらの方向に向かうかをある程度制限する役割を持っているということです。しかし、胎児が適切な栄養素とミネラルで成長しなければ、生まれてくる赤ちゃんに何らかの欠陥、異常、もしくは知能発達遅延が発症する可能性があります。

1995年に62人の卵子提供者に関する研究が発表されました。興味深い点として挙げられるのが、新生児の誕生時の体重と、卵子提供者の体重には相互に関連がなかったのですが、卵子を提供された母親の体重とは非常に密接な関連があったのです。これを理解する理由は非常に簡単です。胎児を成長させる環境によって、赤ちゃんの成長レベルが違ってくるということです。妊娠最終時期に25g以下のタンパク質と265g以上の炭水化物を消費していると、新生児の体重は減少します。妊娠第3期にこのような栄養を与えられて育ったヒトは、40歳以上になってからの高血圧発症に非常に密な関係があります。

必須脂肪酸

多くの科学者が、男性の必須脂肪酸必要量は女性より高いと感じています。しかしそれほど多くの人がMedline(メッドライン)に300以上もある生殖時期にある女性におけるEFA(必須脂肪酸)に関する研究については触れません。研究では、女性の必須脂肪酸のレベルは繁殖と乳の分泌に非常に重要だと証明されています。

妊婦のEFA必要量は、カロリー摂取量全体の6%であるべきだとしています。軽度の不足でも胎児の成長に問題を起こします。FAO/WHO(国連食糧農業機関 / 世界保健機構)のローマ研究では、特に栄養失調が懸念される国での合計脂肪消費量の増加を勧めています。しかし、WHOの報告によると、ほとんどの発展途上国では未だに脂肪摂取が不足しています。

長鎖必須脂肪酸はプロスタグランジンの前駆物質であり、妊娠の継続に重要なものです。研究者はまた、妊娠中の高い必要量に対処することから派生する長鎖必須脂肪酸、特にDHAの著しい減少があると報告しています。それゆえ、補強サプリメントが健康な妊娠には必要になってきます。ドイツの研究者であるGerard Hornstra博士は、特に女性は"工業的に水素添加された食用油"からのトランス脂肪酸消費を減らすように言及しています。

長鎖オメガ3脂肪酸の豊富な食品としては、鮭や鮪などの脂肪分の多い魚、肝油、卵黄があります。よく育てられた鶏や放牧で育った動物の内臓肉もオメガ3脂肪酸摂取に良い食品です。

ビタミンB6

妊娠中のビタミンB6の役割はだいぶ軽視されてしまっています。ほとんどの場合、妊婦さんは貧血症の危険性をなくすために、鉄分を多く含む食品の摂取を増やすようにいわれたり、鉄剤をサプリメントとして飲むように指導されます。実は、鉄分とビタミンB6のレベルが妊娠第3期に強烈に減少し、同時にビタミンB6不足性貧血症が発生する確率が高くなります。これは血液内に充分な鉄分があったとしても発症します。

妊娠中の貧血症は、胎児の精神面の発達に悪影響を及ぼします。血液検査による報告では、ビタミンB6が原因である貧血症は、鉄分の不足による貧血症とは区別が付けられません。

妊婦のビタミンB6レベルが低い場合、出産後のその女性の母乳のB6レベルも低い可能性が高くなります。人間の体は、母乳内の大部分のビタミンB6の量を制御する能力を持ち合わせていません。これは適切なレベルのビタミンB6が体内にない女性は、必要な量のビタミンB6を含む母乳を作れないことになります。ある研究グループが、母乳に含まれるビタミンB6を適切なレベルにするには、最低3.5 ～ 4.9mgのビタミンB6が体内に必要だという結論に達しました。これは、1日当たり摂取勧告に定められている量の2倍にあたります。

炭水化物

炭水化物は主に、でんぷん、糖質、セルロース、ガム質などがあります。妊娠中に炭水化物を消費するのは良い事かどうかを理解する前に、まず、炭水化物には2種類 – 単純糖質と複合糖質があることを理解しておく必要があります。単純糖質は、キャンディーや果物、食パンやケーキなどのオーブンで焼いたものに多く含まれ、 複合糖質は野菜、豆、全粒穀物やナッツ類などに多く含まれます。単純糖質はよく、すぐにエネルギーに変わるといわれます。複合糖質は消化により長い時間がかかります。

炭水化物が体にエネルギーを提供することに間違いはありません。また、摂取後に体内でブドウ糖に変わると同時に、インシュリンやアドレナリン、 副腎皮質ホルモンのコルチゾールも生成します。これらの物質は,心疾患、糖尿病、癌、脳卒中、心臓疾患、血管や神経の病気などを引き起こす原因になるとされています。また、骨の成長に悪影響を与える可能性も分かってきました。

栄養学の専門家であるローレン・コーデイン博士は、炭水化物として穀物を一人2～3単位分（一単位は食パン一枚分）を毎日摂取する程度が良いとしています。菜食主義を強く信じ実行している人は、人間の体はもともと肉食には造られておらず、菜食主義だったと主張するのを聞いた事があると思います。しかし、歴史的にはそうなってはいません。人間は炭水化物が多い食物をとるようには造られておらず、　狩猟によって得られる動物などの、タンパク質が多い食物をとるように出来ていたのです。これは、化石の研究を見ると、初期の農民の身長が非常に縮んでいるという事実から確かめられます。さらに、農業、耕作を基盤とした生活様式になった時期から、死亡率が高くなったことも示しています。

医学博士であるジョセフ・ブラスコ氏の言葉です。

“　地球上のいろいろな所から集めたいろいろな年代の人類研究に関する5 1の文献を調査した結果、狩猟民族から農耕民族に移行するとともに、人生の健康度と寿命の双方が減少したと結論を出した調査者がいた。現在、これら有害な変化の多くは、 初期の農耕民族が始めた穀物中心の食生活に直接関わりがあるとする 経験的そして臨床的な証拠が多くある。私達の遺伝子の99.99%が農耕生活を発達させる以前に出来上がっていたことから、遺伝的に見ても私達人類は狩猟民族のままなのである。”

妊婦に発生する合併症の件数の増加を理解するにも、食生活の変化を考慮しないわけにはいかないと思われます。伝統的な原始人の食生活は、魚介類や肉類から摂るタンパク質が豊富なものでした。そして、当然のことながら、女性は家事一切をおこなっていたわけです。子供の世話をしてくれる人もいなかったのです。皿洗い器や洗濯機もなかった訳で、体を使ってそれらをおこない、運動になっていたのです。現在の私達のように家事を楽にしてくれる機械のおかげで、肥満になってしまう危険性など無かったのも当然です。

運動量が減り、自由になる時間が増えましたが、それらはあまり努力をせずに出来る活動にとって変わりました。コンピュータの前に座って作業をし、仕事をおこなうのに、家の掃除や子供の世話をするような運動量は必要ありません。

運動不足と加工食品による炭水化物摂取量の増加によって、インシュリン分泌量が増加します。インシュリンは糖質の代謝をすると同時に、ウエスト周りに脂肪をつけるように働きます。食欲を増進させ、心疾患や癌、更には脊柱側湾症の危険性を増やします。また、インシュリンは、 老化を早め、炎症を促すC反応性タンパク質の精製をも増加させます。血液内のインシュリンが高レベルになると、カルシウムとマグネシウムが尿と共に排出されてしまい、骨に大変大きな損害を与えることになります。

現代の私達が摂取している糖質の量は、人間、特に妊婦さんに多くの問題をもたらしています。糖質自体には何の問題もないのですが、私達が食べている炭水化物が豊富な食品は、タンパク質、ビタミン類、ミネラルを全て取り除かれてしまっているのが問題なのです。精製糖を消化するのは、他の栄養素の存在なしには不可能です。不完全な炭水化物の代謝では、ピルビン酸の過剰生成を招きます。ピルビン酸は脳内や中枢神経系、 赤血球に蓄積し始めます。これら毒性代謝物は細胞呼吸の邪魔をし、酸素が絶たれた細胞は死んでしまいます。

炭水化物の過剰摂取が世界中で見られる肥満の本当の理由なのです。肥満の原因は、食品に含まれる脂肪分が問題だとよく言われます。食生活から糖分を取り除き、精製穀物ではなく全粒穀物を摂るように注意すれば、健康で肥満にならず、毒素の攻撃を受けることもなくなるのは確実です。

また、自分の体に何が良いもので、何が悪いものなのか、正しく理解することも非常に重要です。“砂糖を使っていません”という表示に惑わされてしまい、そういったレベルのある食べ物の方がより健康に良いと思ってしまう人も多くいます。スーパーマーケットの棚に並んでいるこういった食品には、絶対に避けるべき添加物や誘導体が含まれているかもしれないので、特に妊婦さんは注意しなければいけません。発がん性があるとされる人工甘味料のアスパルテームが使われている食品もあります。コーンシロップや、トウモロコシ油、コーンミール、コーンスターチ、キサンタンガム、そしてマルトデキストリンなども同様に、あなたとあなたの赤ちゃんの健康に害になるものです。トウモロコシを使った甘味料は砂糖の代用品として西洋社会で非常に広く使われているものですが、これも有害な食品です。現代社会に糖尿病と肥満が広がった大きな原因の一つです。

過剰な炭水化物の消費はインシュリンの分泌量を上げ、コルチゾールの大量分泌を起こすので、これにより骨や体の　のミネラルが流出してしまいます。骨からミネラルが流失してしまうと同時に関節の軟骨組織も弱くするため 、骨粗鬆症や退行性椎間板変性症の葉発症へとつながります。あなたの脊柱側弯症と妊娠中であるという点から、骨の健康管理は非常に重要であり、9ヶ月間、出来るだけ少ない負担でお腹の赤ちゃんの体重を支えられるように健康でいる必要があります。

妊娠中の食生活を決定する際に検討すべき他の情報としては、牛乳やヨーグルトといった乳製品を取って、必要なカルシウムやマグネシウムを補給するのは、大きな役には立たないという点です。なぜなら、炭水化物の消費が増えることで、カルシウム、マグネシウム、マンガン、クロム、亜鉛、コバルト、銅といった体内のミネラルの枯渇が続くからです。つまり、糖質を消化することで体内が酸化し、必要なミネラルが流失してしまうのです。

ですが、だからといって人間の体には炭水化物が必要ないということではありません。最も良い炭水化物は野菜から摂取できるものです。野菜は人間に必要な炭水化物を供給してくれる素晴らしい栄養源です。野菜には繊維質も適度に含まれているため、消化にかかる時間を引き延ばしてくれます。ニンジンやトウモロコシには、この説明はあてはまりますが、ジャガイモ、特にフライドポテトのような揚げたものにはまったく当てはまりません。ジャガイモは炭水化物が非常に豊富ですが、消化に時間をかかるようにできる適当な量の繊維質は含まれていません。

消費するのに最も良いのは、有機的に育てられた野菜です。新鮮な有機野菜を買うようにしましょう。もし地元で有機野菜が入手できないようなら、新鮮な果物や野菜を買うようにします。缶詰や、冷凍の野菜は実はあまり良い選択肢ではありません。

もうひとつ、誤解されているのが、果物は健康に良いという意見です。果物は繊維質を多く含み、妊娠中に必要なある程度のミネラルが含まれていることは確かです。果物は果糖を多く含んでおり、果糖は糖質の一種です。ですから、人間の体は果糖に対して他の糖質に対するのと同じ反応を示します。妊娠中に果物を取るのは良い事ですが、大量に取らないように注意が必要です。

タンパク質

タンパク質が体の成長と修復に重要なのは、誰でも知っています。タンパク質が成長、修復のための"構築材"栄養素と呼ばれるのは、このためです。タンパク質は実は、たくさんの組み合わせによってさまざまな機能を果たす酵素を作り出すアミノ酸です。

野菜にもアミノ酸はある程度含まれていますが、必須アミノ酸8種が含まれているのは畜産物だけです。マメ類は野菜が持つタンパク質が豊富で、繊維やミネラルも摂取できます。ですが、これにも人間の体が必要な必須アミノ酸8種が含まれていません。ですから、タンパク質の栄養を完全に摂るには、動物性タンパク質の摂取が必要になってきます。

牛肉や赤身の肉を過剰に食べるのは良くないと多くの人が言うかもしれません。問題なのは、肉自体ではなく、肉がどのように加工され、あなたの元に届くかなのです。20世紀半ばまで、ほとんどの肉牛は牧草地で、その地に育つ草を4〜5年食べて育てられました。ところが今では、トウモロコシや穀物で牛を育て、14〜16ヶ月で市場に出せる大きさにします。畜産業界には良い話ですが、このような肉を消費する人間にとってはとんでもないことです。

穀物やトウモロコシで育った肉牛は、なんらかの病気である可能性が高くなっています。牛は反芻動物であり、穀物を消化できるように体が作られていません。牛の胃は、胃液で牧草を発酵させるようにできており、穀物は発酵できません。また、放牧で適切に育てられた牛は、穀物で育った牛より身がしまっています。牧草で育った牛は、たくさんのオメガ3脂肪酸を含んでいるので、赤ちゃんに素晴らしい栄養を与えられます。

妊娠期間中は特に、魚介類や牧草で育った牛の肉を食べてタンパク質を摂るようにしましょう。牧草で育った牛の肉は、オメガ3脂肪酸の摂取源としてふさわしく、CLA (共益リノール酸)、ベータカロチンが多く含まれ、ビタミンＡやビタミンＥの含まれるレベルが高く、ＢＳＥ(狂牛病)にかかる危険性がありません。

更に、妊婦さんにとって魚介類はタンパク質を摂るのに最適な食品だといえます。ここでも問題なのは、魚自体ではなく、魚がどのように育てられ、あなたの元に届くかなのです。スーパーマーケットでみられる魚のほとんども工場生産的手法(工場のように機械技術を導入して生産効率を高めた手法)で育てられたものです。漁業関係者は高利益取得を中心に考えるため、 魚は狭く限られた場所で大量に育てられます。超過密状態は魚の病気や傷を発生させるもとです。こういった病気や傷から守るために、魚には抗生物質や化学物質が与えられています。また、養殖魚には他の薬やホルモン剤も与えられていたり、遺伝子組み換えがされていることもあります。他にも、魚の身がよりピンク色になり、高価で売れるように、養殖業者は様々な方法が使っています。例えば、養殖のサケには、身をピンク色にするようにカンタキサンチンやアスタキサンチンという色素物質が与えられています。野性のサケは小エビやオキアミを食べていて、 それらにはサケの身をピンクにする自然化学物質が含まれてい るので、色素物質を食べる必要などないのです。養殖ではない魚が入手できない場合は、最も安全といわれる、タイヘイヨウサケ、フエダイ、シマスズキ、イワシ、モンツキダラ、太平洋産のカレイの6種類の魚を選んで食べるようにしましょう。

タンパク質の摂取源として良いとされるもうひとつが卵です。コレステロールを上昇させるとか、心疾患の原因になるからという理由で卵は避けるべきだと言われてきたなら、そういった人の意見は聞かない方が良いでしょう。卵には、ビタミンC以外の栄養素が全て含まれています。また、遊離基（さまざまな化学反応の中間体として生成される化学物質で反応性が高く不安定なために多く発生すると細胞や遺伝子を損傷させてしまう有害物質）から体を守る、脂溶性のビタミンAやビタミンDが豊富に含まれています。更に、母体と胎児に必要な体の構築材であるタンパク質も多く含まれています。

人工的に生産されている卵には、注意する必要があります。妊娠中は、本来の食生活をしているニワトリが産んだ卵を買いましょう。黄身には、白身と混ざると、白身の中の鉄分と触れ合って高温時に酸化するコレステロールがあるので、卵はゆでたり、目玉焼きにして食べる方が良いでしょう。

脂肪

まずは、脂質についての根拠のない虚説や誤解がどんなものか、はっきりさせましょう。これは、食品群ピラミッドに関しても多くの誤解があることから起こっています。次に、皆さんが良く耳にし、信じ込んでしまっている内容をあげます。

- **脂肪の過剰摂取は心疾患の原因になる** - 特に、動物性食品に含まれるコレステロールと飽和脂肪酸が体に良くない。1920 - 1960年の間に、アメリカの心疾患の患者の数が急速に増加しました。この時期、実はアメリカ人の動物性脂質の消費は減少していました。しかし、水素添加油と工業加工された植物性油脂の消費は劇的に増加していました。(アメリカ合衆国農務省-HNIS)

- **飽和脂肪酸は血管を詰まらせる** – 動脈に詰まった脂肪酸のほとんどが、不飽和脂肪であったという研究があります。詰まった不飽和脂肪酸の割合は74%もあり、言われているように飽和脂肪酸ではなかったわけです。

- **動物性脂肪は、ガンを起こす原因となる** – 動物性脂肪を消費する量が減少した国の実態をみれば、これが間違った情報であることは、すぐに分かります。動物性脂肪の消費量は低下し、多数の人が菜食主義者になっています。それでも、ガンの発生率は減少しませんし、それどころか急増化しています。

- **低脂肪な食生活は気分を良くする** - これはエクササイズの間違いです。エクササイズをすることで、気分が良くなることは分かっていますが、低脂肪な食生活は、うつ、疲労、暴力、自殺や精神障害の発生率に関係があるとされています。（Engelberg. Low serum cholesterol and suicide. The Lancet. March 21, 1992; 339(8795): 727-729).

- **原始人の食事は、低脂肪食だった** – これほど事実と食い違っているものはありません。原住民達は、水素加工された脂肪は消費していませんでしたが、魚、貝、海棲哺乳類、陸鳥、豚、羊、ヤギ、ナッツなどからたくさんの脂肪を摂っていました。(Abrams, Food & Evolution 1987)

中には、体に良くない種類の脂肪もあります。一般的に懸念されている病気や障害の原因となるのはこれらの脂肪です。癌や心疾患、免疫系への障害、不妊症、学習障害、発育成長への問題、 骨粗鬆症などを引き起こします。

水素添加油と部分的水素添加油は健康によくありません。更に、工場で加工された大豆、トウモロコシ、紅花、カノーラなどの液体油も健康によくありません。調理過程、 炒めもので非常に高温に熱せられた脂質や油を再利用するのもよくありません。

水素添加で液体化された油は、店頭に並べられる脂肪の消費期限を伸ばします。また、使った食品に風味を持たせます。水素添加油がよく使われている食品には、マーガリンの一部、クラッカー、 焼き菓子、クッキー、スナック菓子、ビスケット、加工食品があります。

ほとんど誰に聞いても、飽和脂肪酸が私達が直面している健康問題の原因だというでしょう。しかし、事実は完全に違います。実は、加工された液体植物油の方が本当の犯人です。加工液体植物油には、現代病の原因となる製造過程で発生した遊離基(フリーラジカル)が多く含まれています。

人間は恒温動物なので、 飽和脂肪酸は人間の体に適しています。私達の体は室温では機能せず、 それよりも高い温度で機能しています。飽和脂肪酸は、細胞膜や組織に適切な形状を提供し体が正しく機能できるようにします。また飽和脂肪酸は、細胞間の情報伝達をより良くしたり、免疫性を高めたりもします。肺の機能も高めますし腎臓やホルモン系の機能も正常に働くようにします。

妊婦さんが正しく理解しておくべきもうひとつの点が、脂肪は神経系統を正しく機能させるのにとても重要なものだということです。ですから、お腹の赤ちゃんの神経系統を正常に発達させるためにも、適量の飽和脂肪酸を摂ることが必要になります。

西洋社会では、脂質は悪者扱いされ続けてきましたが、カナダのエスキモー、イヌイット族の食生活を見ればこれが間違っていることは明らかです。彼らの伝統的な食生活では、全体のカロリーの50%以上が脂質からくるものですが、心臓発作で死亡する割合に他のカナダ人やアメリカ人との違いはほとんどありません。実際はもっと低い位です。同時に重要な点になるのは、イヌイット族の摂る脂質は野生動物からのもので、家畜として化学物質がたっぷり入った飼料や薬を食べて育ったものではないことです。

体に良い飽和脂肪酸の食物源にココナッツがあります。3種類ある異なるタイプの飽和脂肪酸の中で、 ココナッツにはその中でも最も健康的な中鎖脂肪酸が多く含まれています。2004年におこなわれ、『クリニカル・バイオケミストリー』に発表された研究では、ココナッツオイルはコレステロールとLDL (悪玉)コレステロールを低下させるとしています。

ココナッツオイルに豊富に含まれる中鎖脂肪酸（MCFA）は簡単に消化されます。中鎖脂肪酸は直接肝臓に運ばれ、　体内脂肪として貯蔵されずにエネルギー源にすぐに変化します。この素早い吸収のために、すい臓や消化器系にかける負担が少なくてすみます。

ウェストン・A.プライス基金のプライス博士による研究の核心的部分は、彼が" 脂溶性活性物質"と呼んだものに関わりがあります。これらは実は今で言うビタミンA、ビタミンD、そしてビタミンK２（動物製のビタミンK）であり、ミネラル吸収の触媒として働きます。つまり、これらの"活性物質"が必要量なくては、私達の体は食品の栄養を適切に吸収できないということです。伝統食には、これらビタミンの栄養素が10倍以上も含まれています。

現代研究では、プライス博士の発見をさらに確証付けています。ビタミンAはミネラルとタンパク質の代謝を助け、先天異常の予防をします。また、胎児や幼児の良い発達成長を促しますし、ストレスホルモンと性ホルモンの生成を助長し、甲状腺の機能向上や、健康的な目や骨の発達に貢献しています。

ビタミンDは、健康な骨や筋肉の張力維持を促し、神経系の正常な機能を助け、生殖機能の健全な働きを助け、各種精神疾患の予防に役立ちます。その一方、ビタミンKは成長と骨格形成にとても大切なもので、正常な生殖機能を保ち、健康な骨や、歯の発達を促し、動脈の石灰化と炎症の予防をします。また、これらのビタミンは相乗的に働きます。

ですから、これらのビタミンと飽和脂肪酸と共に摂ることで、お腹の赤ちゃんの身体的、精神的発達を最大限にに助けることができます。ビタミンAは牛肉、　油の多い魚（鯖など）、肝油、卵の黄身、乳製品などの動物性食品に多く含まれます。　ビタミンAの前駆物質であるベータカロチンは緑の葉物野菜や、人参などの明るい色の野菜に含まれています。ビタミンD　は日光に当たることで、体内で作られます。ビタミンKは腸内の善玉菌によって生成されるものです。納豆やケフィアといった発酵食品が良いというのはこのためです。他に、ビタミンKを多く含む食品は、キャベツ、カリフラワー、ほうれん草、ブロッコリーがあります。

プロバイオティックス食品

プロバイオティックス食品は、妊娠期間中を通して健康でいたいと考える方には、必要不可欠です。なぜなら、約80%の免疫機能は皆さんの消化管の中に住んでいるからです。消化管内には常に、500種以上の細菌がいます。体内には約100万兆の細菌が住んでいます。これは体中の細胞数の10倍以上にあたる数です。

体内での善玉菌と悪玉菌の最適な割合は、85%が善玉菌と15%が悪玉菌だといわれます。プロバイオティックス食品は体内の善玉菌を増やし、微生物相を整えます。歴史的にも、人間は体内の善玉菌を増やすようにヨーグルトのような発酵食品を作ってきました。インドでは、ヨーグルトをもとに作ったラッシーという飲み物を食事の前に必ず飲みます。ブルガリア人は発酵乳とケフィアを多く消費します。ブルガリア人は長寿でよく知られていますね。アジア文化では、 キャベツやナス、キュウリ、カボチャ、タマネギ、ニンジンの漬物が今でも普及しています。

プロバイオティックス食品であるケフィアには必須アミノ酸のひとつであるトリプトファンが含まれており、トリプトファンには、緊張した神経系を和らげる効果があることで知られています。また、ケフィアはカルシウムとマグネシウムを大量に含むだけでなく、ビタミンB12とB1、そしてビタミンKが豊富です。発酵食品は、酵素や真菌類、善玉菌の働きですでに一部が消化されたものです。発酵の過程で食品の栄養価が増し、更に健康に良いものに変えてくれるのです。発酵食品を作るのは簡単です。キャベツや他の野菜を刻んで、密閉容器に入れます。数日間、温かい場所に置いて発酵させます。発酵過程で、野菜の糖分やでんぷんを乳酸に変えてくれます。初期の発酵が完了したら、冷蔵庫にしまって善玉菌の活動を抑えることができます。時間が経つにつれ、野菜はだんだん酸っぱくなります。発酵野菜の中にある酵素はまた、同時に食べる食物の消化も助けてくれます。

家庭でのケフィアの作り方

ケフィア、トルコ語で"良い気分"という意味に訳されるこの食品は、昔からある発酵食品で、酵素を多く含み、体内の"生態系"のバランスをとります。また最高の健康状態を保ち、免疫機能を強化する体に良い細菌を豊富に含んでいます。

材料

- ケフィアグレイン、もしくはケフィア種菌　50g
- 生乳　500ml

作り方:

- ふるいやこし器を使って、ケフィアグレインを前に培養したものから取り出す。
- 残ったケフィアを振って取り除く。洗う必要はない。(洗っても良いが、生乳で洗うこと)
- ガラスの容器にケフィアグレインと生乳を入れる。
  一般的にはケフィアと生乳の割合を1対10にする。
- 室温で24時間程度置き、発酵させる。

注意:砂糖水、フルーツジュース、ココナッツジュース、米乳、豆乳からもケフィアを作ることができます。しかし、これらの液体で使用するとケフィアグレインはその後、成長しなくなるので、余っているものや、粉末のケフィア種菌で作るのがいいでしょう。

発酵野菜レシピ 2種

昔ながらのサワークラウト

材料:

- 中くらいのキャベツ1個　（赤、緑どちらでもよい）
- 塩素殺菌のされていない水
- 野菜用の"種菌"

作り方:

- キャベツを包丁かフードプロセッサーできざむ。
- 大きなボウルにきざんだキャベツを入れる。
- キャベツをドンドンとたたいてしんなりさせる。
- 種菌1パックと水を混ぜる。
- 中くらいのガラス容器にたたいたキャベツと汁を入れる。種菌を混ぜた水を容器に入れながら、キャベツを容器の中にしっかり押し込んで、すべて水にもぐるようにする。容器の口から数センチのところまで、中身を詰める。
- ふたをして、3〜7日間室温で保存する。
- 発酵がすんだら、冷蔵庫で保存する。

冷蔵庫でなら2〜3ヶ月は保存できます。ニンジン、カリフラワ

ーなどの野菜、わかめ、チリパウダー、ショウガなどを入れてもいいでしょう。

キムチ

材料:

- キャベツ 1玉　芯を取りきざんだもの
- ネギ、青いところかワケギをきざんだもの
- おろしたニンジン240ml
- おろした大根　1/2 カップ(好みで)
- おろしたショウガ　大さじ 1 (生をおろすのがよい)
- にんにく　3 片　皮をむき、つぶしてからきざむ
- きざみ赤唐辛子 小さじ1/2
- 海水から作られた塩 大さじ1
- 野菜用種菌　1パック

作り方:

- 野菜、ショウガ、赤唐辛子、塩、種菌を混ぜた水をボウルにいれ、木槌でたたいて水分が出るまでしんなりさせる。
- ふたがしっかり閉まる広口のビンにそれを入れる。
- 中身が汁にかぶるくらいまで、木槌で詰め込む。野菜は汁に完全に漬かるようにし、中身の膨張を考え、びんの口数センチのところまで汁がくるようにしておく。
- ふたをきっちり閉めて、室温で(20〜25℃)で3日間(72時間)保存する。
- 3日経ったら、冷蔵庫か涼しいところで保存する。

オメガ3脂肪酸

現代の食生活にはこれがひどく欠乏している栄養素にオメガ3脂肪酸があります。オメガ3脂肪酸は受胎に大きな影響を与えるだけでなく、妊娠中にも重要な役割を果たします。伝統食に含まれるオメガ6脂肪酸とオメガ3脂肪酸の割合はだいたい1:1だったと考えられていますが、近代の食生活では、オメガ6脂肪酸の量が異常に増えてしまっています。その割合は20:1から50:1の人がほとどんどです。ですから、 私達はオメガ3脂肪酸の摂取を増やして、オメガ6脂肪酸の摂取を極端に減らさなければいけないということになりま

す。脂肪酸でも、オメガ3脂肪酸が多く含まれているものは、α-リノレン酸（ALA）、エイコサペンタエン酸（EPA)、ドコサヘキサエン酸(DHA)があります。

α-リノレン酸は亜麻仁などの植物に含まれていますが、 エイコサペンタエン酸やドコサヘキサエン酸は海産物から摂らなければなりません。また食べる肉類を変える事で、オメガ6脂肪酸とオメガ3脂肪酸の割合を改善することができます。牧草で育つ肉牛はオメガ6脂肪酸とオメガ3脂肪酸の割合が0.16対1で、これは私達の食生活に適当な割合です。この割合は骨の変性疾患の予防に役立つだけでなく、心機能を正常に保ち、抗炎症作用があり、胎児の神経系の成長発達を助けます。

繰り返しになりますが、今までの内容をまとめてみると、あなたに最適な妊娠中の食生活で注意する点は、次のようになります。

- 最近の妊娠ガイドブックに書かれていることを、むやみに信じ込まないようにしましょう。こういった本にある内容は、時代と共に出来上がってしまった誤解を元に書かれています。更に、本の内容には各種食品製造業者が消費者に信じてもらいたいと思う意見が大きく反映されています。
- 私達の祖先がおこなっていた原住民の食生活に戻れば、きっと良い結果が生まれてくるはずです。
- 脂肪が全て悪いもので健康的ではないと決めつけてはいけません。適量の飽和脂肪酸を摂って、"活性物質"が体内で充分な働きをおこなえるようにしてあげましょう。
- 脂肪酸の割合を正常に保つことは非常に重要です。

良い食生活を送るには、"昔ながらの方法に戻って"、狭い囲いの中や養殖ではなく、牧草で育った動物や自然で取れた魚を食べるようにすることです。

第12章

妊娠期間中のエクササイズについて

出産時に女性の体は大きな変化に直面します。そういった体の変化に楽に対応できる人もいるでしょうが、多くの女性がうまく対応できなかったり、出産後に体型が戻るまでの期間を懸念したりすると思います。それに、出産した直後の女性が、あっという間に体型を戻しているようなイメージを報道するメディアによる悪影響も不安を起こす原因となっています。あなたがしっかりした知識を持っていれば、こういった情報が事実ではないのが理解できると思います。

妊娠中、そして出産後にエクササイズをする利点はいろいろあります。肉体的には、腰椎骨盤の安定性が向上し、筋肉を鍛え、出産で広がった骨盤の位置を妊娠前の状態に近づける事ができます。また、同時に腰、腹部、骨盤の周辺といった、脊柱側湾症を持つあなたには注意が特に必要な部分のケアにもつながります。エクササイズはまた、免疫力を高め、寝つきを良くするだけでなく、消化を良くし、自然治癒力を高めます。(妊娠第3期には体型の変化から睡眠時間が削られてしまうので、睡眠の質を良くする必要がありますし、出産後は授乳があるので、更に睡眠時間が減少します)

妊娠期間、そして出産後におこなうべきエクササイズについて詳しく見る前に、妊娠によって女性の体、特に姿勢と臀部の骨(骨盤)、そして脊椎にどんなことが起こるのかを理解することが大切です。

骨盤の構造

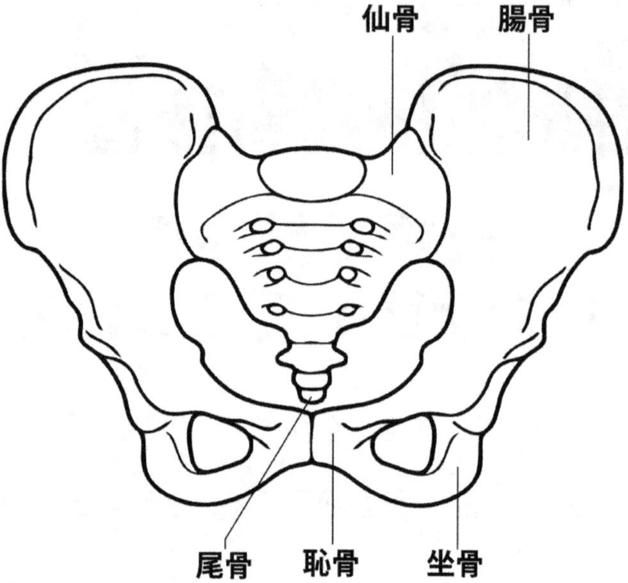

骨盤は５つの骨から構成されています - 羽のような形をした腸骨、骨盤の下部の厚い部分にある座骨、骨盤の前部にあり２つの骨が結合する部分にあたる恥骨、三角形で5つの椎骨からできている仙骨、そして、4つの椎骨からなる尾骨です。

骨盤には、2つの主な結合部があります。

- **恥骨結合** – 恥骨結合は骨盤の前面にあり、２つの恥骨が繋がっている部分です。通常４㎜幅の軟骨で結合部が分かれています。この関節は通常は動きませんが、妊娠時には動くようになります。

- **仙腸関節** – この関節は脊椎を骨盤に繋いでいるものです。上半身の重さを支え、歩行、走る時に発生する圧迫に耐えることから、これらの関節は人体でも一番丈夫な関節と考えられています。これらの関節の周囲には滑液という液体があり、関節の滑らか動きを助けるため、滑膜関節と呼ばれます。しかし、30歳を過ぎると軟骨性の関節に変化していきます。

関節は大きく動くようには作られていませんので、関節の位置がずれないように安定させる機能があります。これらはフォームクロージャーと、フォースクロージャーと呼ばれます。フォームクロージャーは、靭帯、骨、そして関節の形状から影響するもので、フォームクロージャーは筋力・筋活動が関係するものです。三角形をした仙骨は、フォームクロージャーとなる2つの寛骨の間とフォームクロージャーとなる骨盤筋にあり、関節を押さえる働きをします。

妊娠中には、この関節を押さえる力が減り、動きが広がります。骨盤下口が広がり、出産に対応できるようになります。妊婦さんに多く見られる悩みのひとつとして、5人に1人が骨盤帯の痛みをあげます。骨盤帯の痛みとは、腰痛や骨盤周辺の問題を総称したものをいいます。こういった痛みは妊娠生活を不快なものにしますし、活動範囲が制限されてしまうので、症状が現れた人は適切なケアをする必要があります。

リラキシンは、出産時に通常よりも大きく骨盤の骨を動かせるようにするために働くホルモンです。リラキシンは妊婦さんでもそうでない女性でも生成されるホルモンで、妊娠していない女性または妊娠第1期の女性では、リラキシンは黄体（排卵後に卵巣に残っている黄色の内分泌物質）で作られます。ところが妊娠第2期に入った途端、リラキシンの生成は胎盤と脱落膜にとって代わります。出産後には、胎盤によるリラキシン生成は終わります。

リラキシンが生成されていることで、骨盤周辺および腰の可動範囲が大きくなっているので、妊娠中のエクササイズは注意しながらおこなうことが重要です。常に注意するポイントをいくつかまとめました。これらは妊娠中から出産後にエクササイズをする際に覚えておく必要があります。リラキシンによる骨盤や腰への影響を無視してしまう傾向があるからです。

- どのエクササイズも妊娠していない時の体の可動範囲に合わせておこなう必要があります。
- またエクササイズをおこなう速さにも注意し、長時間負担のかかる素早い動きをして過剰に筋肉を伸ばさないようにします。ですから、キックボクシングやTae-Bo（タエ・ボー）、空手のような、素早い動きを伴う運動は避けるべきです。

- ヨガでも、急激な動きや大きく骨盤や腰のあたりを使う動きなどは注意しておこなうべきです。ストレッチによる伸ばし過ぎは特に注意しないと簡単におこなってしまいます。

- 運動中の体軸の位置にも注意が必要です。どんなエクササイズ、または姿勢であっても、膝や肘に力を入れて、動かないように固定する動きはお勧めできません。

- 常に背筋を伸ばしてまっすぐ起立するようにします。

- 脊椎は、常に自然な状態にあることが重要です。

- クロストレーニングやステップの上り下りなど、繰り返しのある有酸素運動をする場合は、運動時間に注意を払っておこないます。

- 恥骨結合や仙腸関節に不快感を与えるかもしれないので、妊娠中、そして出産後しばらくはサイクリングは避けましょう。

- 過剰なストレッチエクササイズも避けます。出産後にストレッチをおこなうのは非常に有効です。ただし、出産してから16～20週後まで待ちましょう。関節が通常持つ可動範囲を超えてストレッチをおこなうと、関節の安定を悪くしますし、過剰なストレッチは関節のゆるみが生涯続く原因にもなりかねません。

- 体にかかる負担の大きいエクササイズは産後一ヶ月まで避けましょう。負担の大きいエクササイズは関節を圧迫し、膝、踝、骨盤、そして脊椎に負担をかけます。ランニングも産後一ヶ月までおこなわないようにし、更に脊椎の湾曲が重度の場合はランニングは避けたほうが良いでしょう。

- 出産前から運動をよくしていて、妊娠中でもエクササイズが維持できるような状態の人は、妊娠中のエクササイズ量を妊娠前の70%程度にして続けます。妊娠中に避けるべきことは、関節に負担のかかるもの、不安定な場所でのエクササイズ、重いウエイトを使ったエクササイズから始める、などが挙げられます。

脊椎の構造

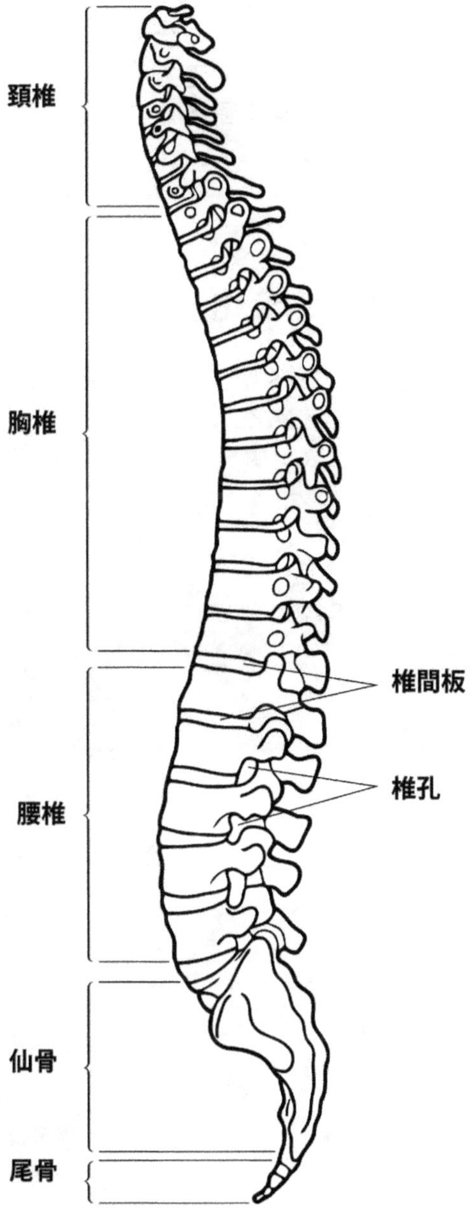

妊娠によって脊椎が圧迫される力は相当なものです。ですから、脊椎をその圧迫から守るための特別なケアが必要になります。脊椎は33個の椎骨から構成されています；椎骨はそれぞれ離れていますが、そのうちの臀部にある5個は癒合して仙骨を形成し、仙骨の更に下にある4個は尾骨を形成しています。それぞれの椎骨の間には繊維軟骨からできた椎間板があります。椎間板は脊椎の動きのクッションの役目を果たし、過剰な力がかかるのを緩和してくれます。椎間板はまた、脊髄に無理な衝撃がかからないようにその衝撃を吸収する役割も果たしています。

妊娠中におこる姿勢の変化

妊娠が進むと、腹部が大きくなることで骨盤が引っ張られ、前傾してきます。前傾した骨盤とのバランスを取るために、上半身を後ろにそらすことになります；つまり腰椎前湾症が起こります。また、腹直筋の張りも失われます。それゆえ、骨盤を正しい位置で維持する能力が衰え、骨盤前傾を引き起こす原因になります。

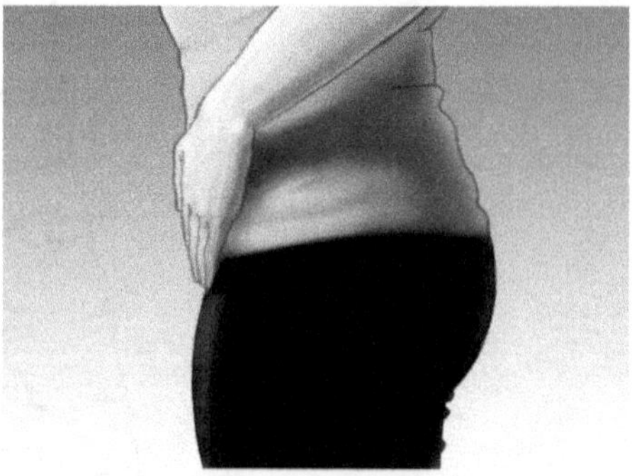

自然な姿勢の時の骨盤の位置

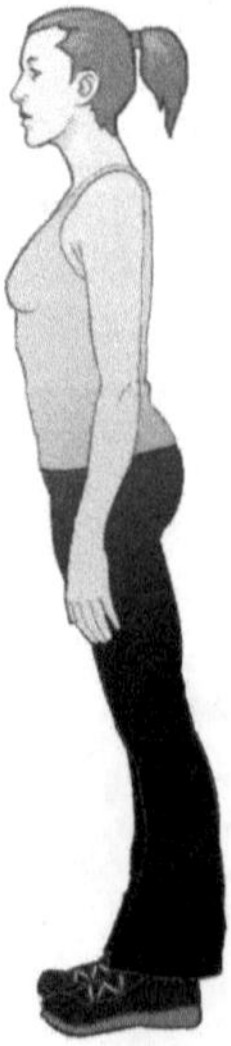

正しい姿勢

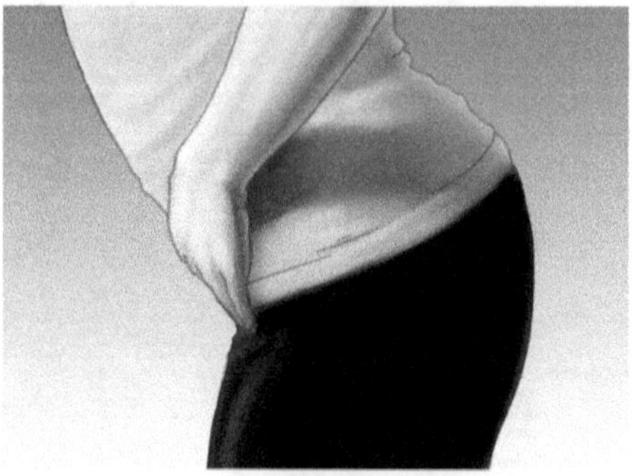

骨盤前傾

妊娠期間、常に姿勢に注意して正しい脊椎の形を維持するように気をつけることが重要です。脊椎が正しい状態になる姿勢をニュートラルポジションといいます。頚椎や腰椎が体の中心に向かって湾曲し、胸椎が体の外に向かって湾曲している状態なら、脊椎にかかる負担が各部に均等になり、負担が最小限におさえられます。この姿勢なら、体は脊椎の骨自体によって支えられ、筋肉による支えが最小限になります。

脊椎が正しい位置にあると、神経筋が効率よく働き、体に痛みが起こらず、怪我の予防、血行が良くなり、体の柔軟性が増し、呼吸作業が効率よくされてストレスが軽減します。

妊娠による脊椎の位置や体軸の変化はよくあることです。脊椎の靭帯が柔軟になり、大きくなったお腹によって脊椎が前に引っ張られ、骨盤前傾が起こります。こういった変化のために、自然な脊椎の状態を維持することが困難になります。乳房の発達で重量が増すことも、正しい姿勢の維持を阻害します。

妊娠による筋骨格の変化

妊婦さんに対して、こうであるべきと決まった正しい姿勢というものはありません。妊娠すると、もともと誰の体にもある不均衡が顕著になるのがよくある例です。腹部が大きくなることで骨盤が引っ張られ、前傾することもあります。体のバランスを取るために、上半身を後ろにそらすことになります;つまり腰椎前湾症が起こります。

また、腹直筋の張りも失われます。それゆえ、骨盤を正しい位置で維持する能力が衰え、骨盤前傾を引き起こす原因になります。赤ちゃんの位置が片側に寄っていると、左右への屈折も起こります。妊娠第3期には、胸郭が広がり子宮が腹部へとせり上がってきます。これにより、胸部の可動範囲がせまくなります。

こういった体の変化は全て、妊娠中にできるエクササイズの種類に影響を与えます。

腹筋と妊娠中に起こる腹筋の変化

脊椎と骨盤だけが、妊娠中に影響を受ける体の部位ではありません。骨、筋肉、体の各機能、そして体全体が著しい変化を受けます。

腹筋は、骨盤や腰椎などといった脊椎の各部をサポートしています。また腹筋は、腹筋の周辺にある内蔵も保護しています。腹筋はまた、胴体を曲げたり伸ばしたりするのにも使用されますし、正しい骨盤の位置を維持する役目も果たします。更に、嘔吐や排泄といった排出機能にも使用されますし、忘れてならないのが分娩の際に赤ちゃんを外に押し出す働きをします。

妊娠中、成長する赤ちゃんによってお腹が大きくなるのに合わせ、腹筋は大きく伸ばされていきます。リラキシンもこの腹筋を伸ばす作用に影響しています。また、妊娠第3期の妊婦さんの66%にみられる腹直筋離開がおこることがあります。

帝王切開が与える腹筋へのダメージは非常に大きく、修復は不可能だと信じる女性もいます。ですが、これは本当ではありません。なぜなら帝王切開では筋肉の切断はされないからです。

腹筋が出産前の状態に回復し始めるのは、出産数日後からです。筋肉の大きな離開も回復し始めます。出産後８週間経つと、筋肉が元に戻る動きが完了し始め、徐々に回復しづらくなっていくのがほとんどのケースです。この段階以降に開いた筋肉を元に戻すためには、エクササイズが必要になってきます。腹筋を鍛えるエクササイズは出産直後すぐから始めることが可能です。実際、出産後24時間以内に腹筋を鍛えるエクササイズを始めるべきです。骨盤矯正とレベル１の腹横筋エクササイズは、退院前に病院で全ての女性が教わるべきエクササイズです。

骨盤底の構造

骨盤底は筋肉と筋膜で出来ています。骨盤底は多くの層から成り立っています　－　一番奥にある筋膜層、肛門挙筋層、尿道と膣を骨盤壁に繋いでいる会陰膜、そして表面にあって８の字型をしている会陰筋です。

骨盤底筋は骨盤内臓器をサポートし、排泄抑制能力を管理します。骨盤底筋の助けによって、急にトイレを催しても我慢することができ、また出産が少しでも楽にできるように赤ちゃんを適切な位置に押し出します。妊娠中、骨盤底筋は体重の増加を支えるために変化します。

初めての経膣分娩ではかなりの量の筋肉と神経に損傷が起こる可能性があります。赤ちゃんが産道を通って降りてくるにしたがい、骨盤底の筋肉は完全に伸びきる必要があります。出産時に会陰が裂けてしまったり、会陰切開することから外傷を残すことがあります。

妊娠と乳房の構造

妊娠中に女性の乳房にも大きな変化が起こります。これらの変化は妊娠第1期から始まります。エストロゲン、プロゲステロンそしてリラキシンのレベルが高くなることで、胸部組織が成長します。

乳房が大きくなり始め、豊富に出るように母乳が蓄えられます。赤ちゃんがお乳を吸うと、乳房の張りは減少しますが、同時にプロラクチン生成が始まります。プロラクチンのレベルが増加すると、エストロゲンのレベルが低下します；これにより、生理が止まります。この作用から、卵巣機能が抑制され、ほてり、寝汗、膣分泌液の減少といった更年期障害の症状が起こります。

母乳で赤ちゃんを育てると、母体の骨のミネラル含有量にも多大な影響があります。女性は出産後初めの３ヶ月で、約5％の骨のミネラルを失います。これは、エストロゲンが適切な骨形成と再吸を維持し、カルシウム吸収を助け、腎臓からのカルシウム消失を減少させるよう管理する役目を果たしているからです。エストロゲン生成がおこなわれないと、これらの機能に影響が現れ、この時期には骨が脆くなります。

ですから、母乳で赤ちゃんを育てるお母さんは、できるだけたくさんの方法でカルシウム摂取を補い続けることが重要なのです。骨密度の減少は６ヶ月間ほど続き、その後止まります。同時に、失った骨密度が回復するには、赤ちゃんに母乳をあげるのをやめてから約６ヶ月またはそれ以上の期間を要します。

授乳中の姿勢もまた、脊椎が受ける負担の量に影響します。取る姿勢によっては、首や肩に慢性の痛みが残ってしまうこともあります。多くの女性が赤ちゃんを母乳で育てている時期のエクササイズは有効的だとは思っていません。ですが、本当のところはウェイトを使ったエクササイズや、レジスタンストレーニング　(筋肉に一定の負荷をかけて筋力を鍛えるトレーニング) が筋肉量を増加させるため、骨や内臓など、体のその他の部分を支えることになります。エアロビクスやレジスタンストレーニングも骨密度の低下を遅らせます。

授乳は一日平均500カロリーを消費する作業です。カロリー消費に脂肪が使われるため、体重の減少に役立ちます。しかし、急激なダイエットや過激なエクササイズは母乳の質を悪化させる原因になります。

母乳で赤ちゃんを育てている間は、エクササイズについて注意する点がいくつかあります。

- エクササイズをおこなう前に、授乳するか、搾乳しておきましょう。こうすることで、乳房を軽くするだけでなく、エクササイズ中の母乳の漏れを防止できます。母乳が溜まって重く大きく張った乳房でエクササイズするのはとても大変です。
- 着用するブラジャーは充分なサポートがあるものを選んで、乳房に過剰な負担がかかって組織が伸びすぎてしまわないようにします。授乳用のブラジャーは普段は使わないようにしましょう。胸をよりしっかりと支えるスポーツブラを着用します。
- 腕を使うエクササイズでは、腕を動かす範囲を少し制限しましょう。より重いウェイトを持ち上げられるように、体の位置を移動させたり、関節に負担のかかる体勢を取ったりするのはやめましょう。また、軽いウェイトを使ったエクササイズから始めるようにします。
- うつ伏せになっておこなうエクササイズをする時は、丸めたタオルを胸の下におきます。

妊娠期間中のエクササイズ

妊娠期間中のエクササイズは、どの妊婦さんにとっても大切です。妊娠中にエクササイズをおこなわない期間が長ければ長いほど、体力がどんどん落ちていきます。体重が増えてくると、エクササイズを取り組み始めるのが更に大変になります。ですから、妊娠初期からエクササイズを始めることをお勧めします。

エクササイズを続けることで、妊娠が進むにつれて困難になる体調管理を助けてくれます。適度な運動をおこなうことで活力が生まれ、より良い睡眠が取れ、あまり気分が落ち込んだりしなくなります。また、エクササイズをおこなうと筋力が鍛えられるので、大きくなるお腹によって体が不安定になるのをうまく支えられるようになりますし、腰痛が軽減し、出産後に体型を戻すのが楽になります。

体調が良くても、必ずかかりつけの産婦人科と話し合って、どういったエクササイズをするのが良いか確認しましょう。

脊柱側湾症がある妊婦さんは、エクササイズをおこなうと脊椎のサポートにより良い効果があるので、妊娠中のエクササイズは非常に重要です。成長する赤ちゃんによって体重が増加し、脊椎にかかる圧迫が多くなるので、エクササイズで筋肉を鍛えると、脊椎にかかる負担を軽くすることができます。それに加え、ホルモンの変化によって靭帯がより柔軟になるため、腰痛や体の痛みが多くなります。

有酸素運動、柔軟体操、水中エクササイズなどが妊婦さんには適当なエクササイズです。有酸素運動は、普段より多い量の酸素を必要とするリズミカルな動きを繰り返す体操です。妊娠時に適当な有酸素運動には、早足で歩く、ジョギング、自転車こぎ、水泳などがあります。柔軟体操は筋肉を鍛えることを目的をした軽度な体操です。柔軟体操で筋肉を鍛えると、体をよりしっかり支えることができ、姿勢が良くなります。柔軟体操の中には妊婦さんのために特別に考案されたものがあり、腰痛の解消に役立ちます。一般の柔軟体操として考案されたものは負担が多すぎるので、おこなわないように注意してください。妊婦さん向けの水中エアロビクスや、参加できるクラスに関する情報を耳にしたことがあると思います。水中エアロビクスは浮力のおかげで関節にかかる負担が軽くてすみます。また妊婦さん向けのヨガも、体にスタミナがつき、姿勢も良くなるので非常に良い運動です。

妊娠中の運動は自分に合ったものを選ぶのが重要になります。妊娠前まで運動を習慣にしていなかった方は、次のようなものから始めることをお勧めします：

- 早足で歩く
- 熱過ぎず、冷た過ぎない温度の浅い場所での水泳
- 妊婦さん向けの水中エアロビクス

- 辛くないスピードと負荷でおこなう、エアロバイクでの自転車こぎや、ステップマシンを使っての運動
- 無理のないスピードと負荷でおこなうボートこぎ運動
- 妊婦さん向けヨガ
- 骨盤を鍛える運動や、ケーゲル体操

妊娠前から運動が習慣になっている妊婦さんなら、次のような運動をおこなってもかまいません。

- クロスカントリースキー
- 一日２マイル（3.2km）以下のジョギング
- ダブルスのテニス（シングルスでは運動量があり過ぎます）
- 平坦な場所でのハイキング
- ダンス

エクササイズを始める際のアドバイスをご紹介します：

運動を始める時にはウォームアップが大事です。特に妊婦さんは絶対にウォームアップを忘れないようにしましょう。まず10分間ほどのウォームアップをし、続いて５分間実際のエクササイズをおこない、最後に５分間のクールダウンをおこないます。運動を始めて数日して、体がだんだんエクササイズに慣れてきたら、エクササイズする時間を5分から増やしていきます。

- ストレッチをおこない、筋肉を柔らかくします。緩んでいる靭帯や筋肉に良くないので、無理にストレッチしたり、勢いをつけてストレッチすることはやめましょう。
- 常に時間を気にして、長時間エクササイズをし過ぎないようにしましょう。適度な量のエクササイズをおこなうように注意します。
- エクササイズを続ける際には、スケジュールを立ててそれにしたがっておこないます。不定期に運動をおこなうと、筋肉が凝り固まってしまい、エクササイズをしていない状態と変わらなくなってしまいます。筋肉が張っているようなら、ウォームアップだけにとどめて運動を軽くするのが良いでしょう。

- エクササイズ前後そして、エクササイズ中も充分に水分を補給するようにしましょう。
- 空腹でエクササイズするのは良くありません。妊娠中に空腹で動くのでは体に力が入りませんし、特にその状態でエクササイズをするのは危険です。 動きやすい服装で運動しましょう。ストレッチしやすく、通気性のある綿などの素材の物を着るようにします。
- 木の床や、カーペットが敷かれた場所でのエクササイズなら、関節にかかる負担が軽くなります。屋外で運動する場合は、柔らかい素材を使っているランニングトラックや、草の生えている所でジョギングすると良いでしょう。

妊娠4ヶ月以降は、仰向けになっておこなうエクササイズは避けたほうが良いでしょう。妊娠第3期には、エクササイズの量を少なくしていきます。

そして最後に忘れてはならないのが、エクササイズが楽しく、明るい気分でおこなえるようにします。

次に、妊娠中に出来るエクササイズについてまとめました。

腕を上げての肩のストレッチ

1. 足をそろえて立ちます。
2. 息を吸いながら右腕を頭の上へあげます。息を吐きながら左手は腰に当てた状態で上半身を左へ倒します。
3. 上半身を倒した状態で5回呼吸をします。

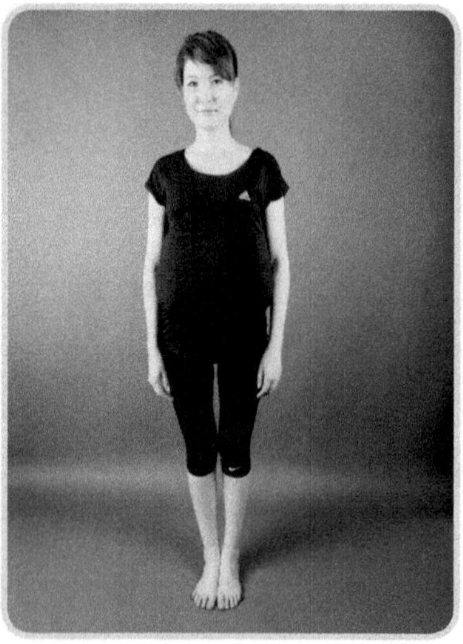

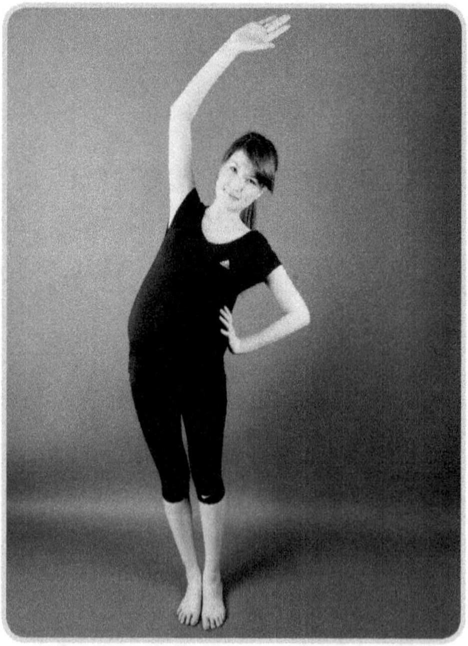

肩を後ろにひく運動

1. 椅子に姿勢良く座り、背筋を伸ばします。椅子の背もたれには寄りかからないようにします。
2. 床と平行になるように肘を曲げます。
3. 肩を後ろに引くように注意しながら肘を後ろに動かし、元の位置まで戻します。

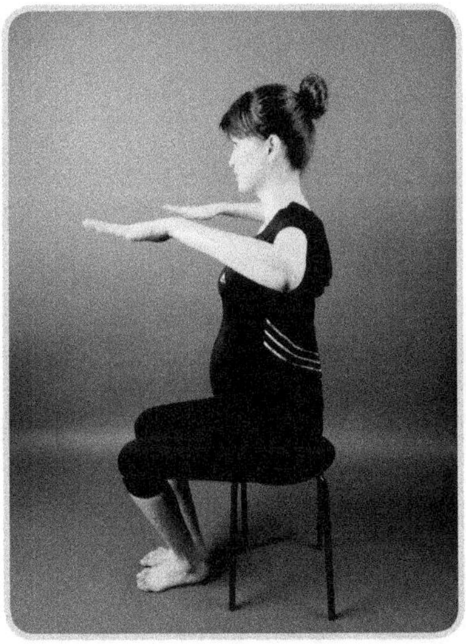

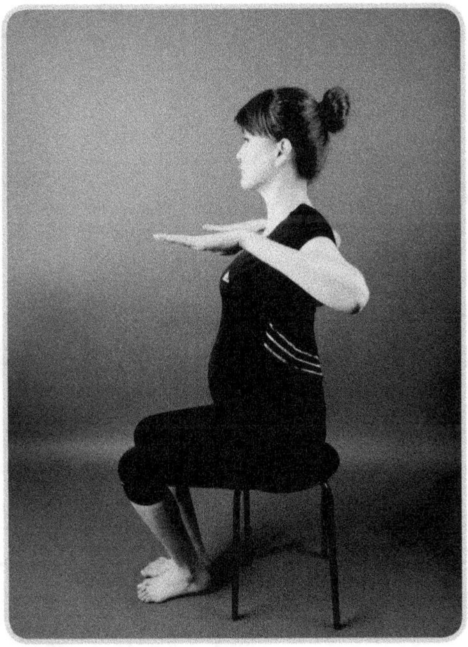

壁を使った腕立て伏せ

1. 肩幅に足を開いて立ちます。
2. 手を壁につけます。
3. 上半身を壁の方へ倒し、壁を押すようにして元の位置に戻ります。足を曲げたり、足が元の位置から動かないように注意します。

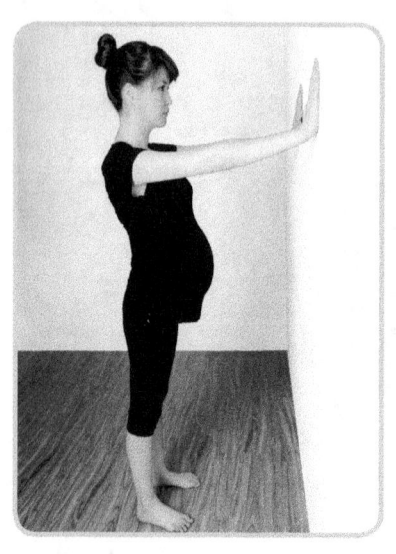

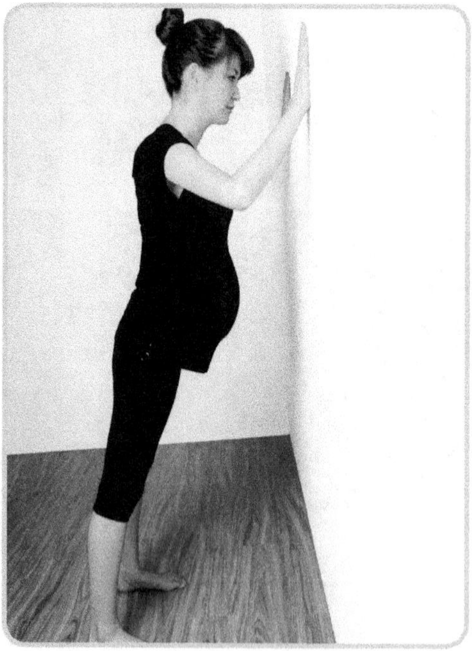

スクワットポーズ

1. 足の間を2～3フィート（60cm～1m）開いて立ち、つま先を45度かそれ以上の角度で外側に向けます。
2. 背骨を曲げないように注意しながらゆっくりと膝を曲げていきます。腿の上に手を置いて膝の方へ下げていきながら、更に深いスクワットをします。
3. 目標は両手を床に付け、背筋が伸びている状態で頭が前傾しない位置までスクワットする事です。
4. スクワットの状態で5回呼吸をします。
5. 初心者向け：深いスクワットが難しい人は、壁に向かって立ち、両手を壁に付けて楽なところまでスクワットしていきます。

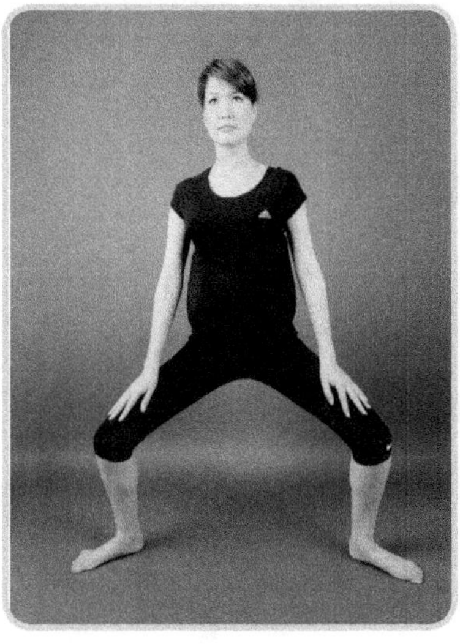

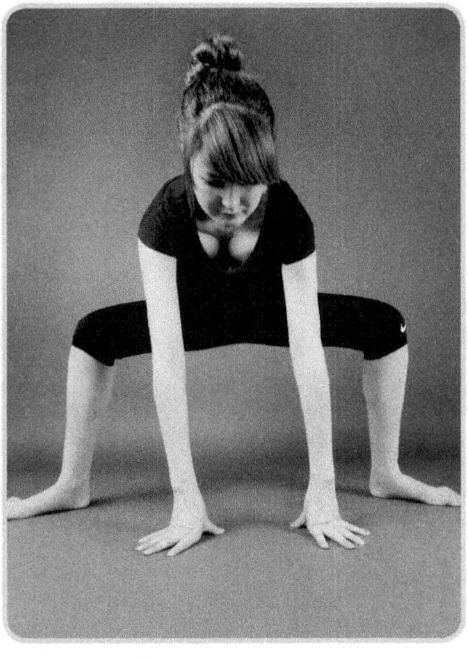

座った状態での出産のポーズ

1. 床（可能なら）か、クッションの上に座ります。
2. V字になるように足を開いて伸ばします。
3. 膝を曲げて上半身に近づけます。
4. 両手を膝に乗せます。
5. 両足が床から少し浮く程度に、胸の方に膝を引き上げます。
6. 背骨が曲がらないように注意し、体のバランスを崩さないようにします。

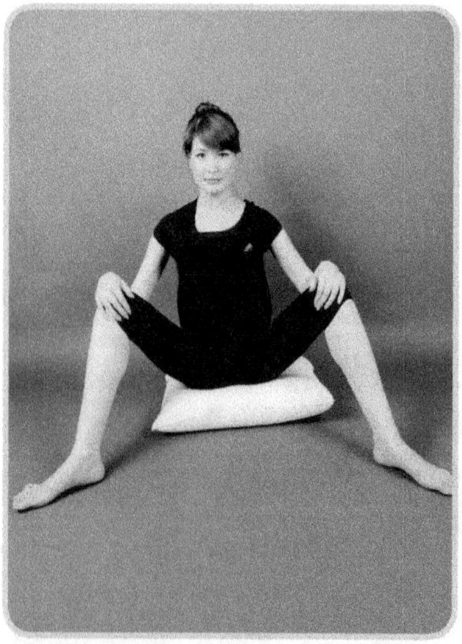

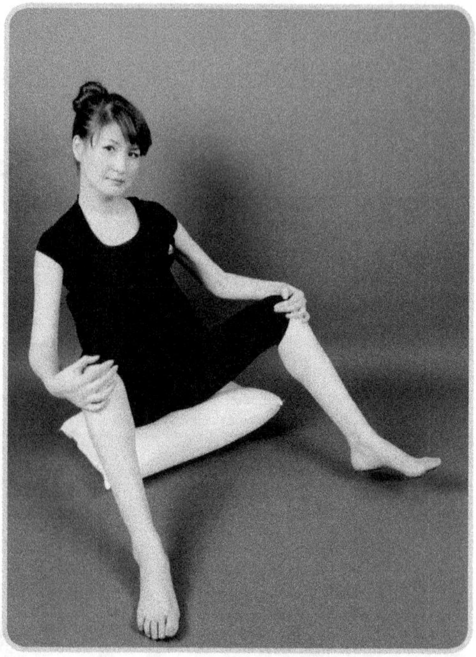

椅子を使っての脊椎屈曲

1. 足をＶ字に開いた状態で椅子かソファに座り、腕は体の脇におきます。
2. つま先は外側に向けます。
3. 腕と肩を、ゆっくりと足の間に下げます。
4. 両手を足の間の床に付きます。
5. 初めの位置まで、ゆっくりと戻ります。

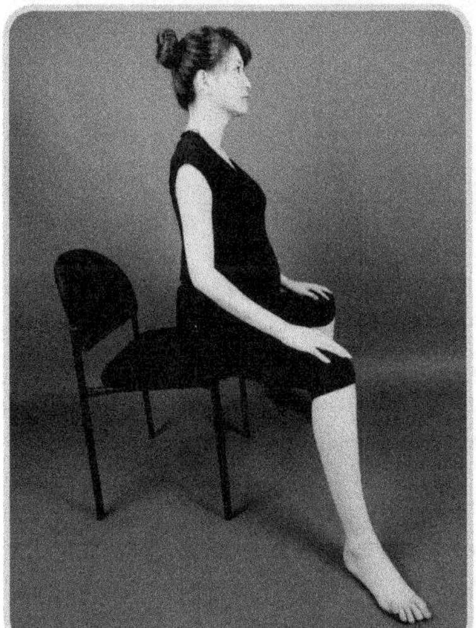

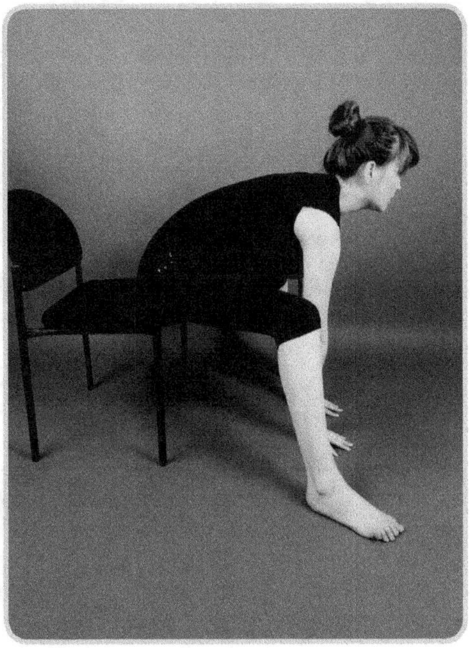

椅子をサポートにした脊椎屈曲

1. 椅子の前にひざまづいて、足をV字に開きます。
2. 腰から前傾していきながら、両手を頭上にあげます。
3. 椅子の座面に手を置きます。
4. 頭と背骨がまっすぐになっているように注意します。

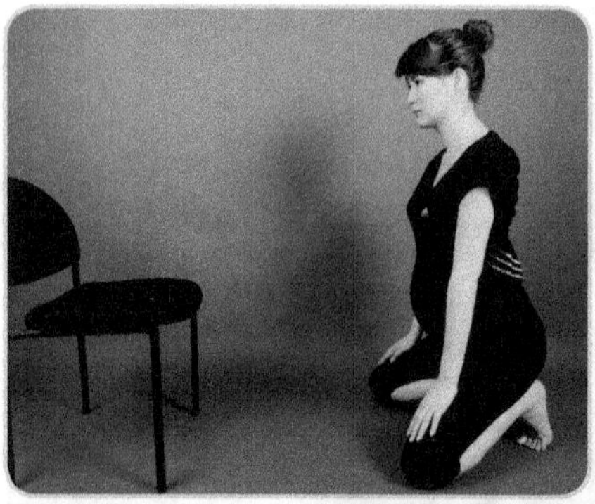

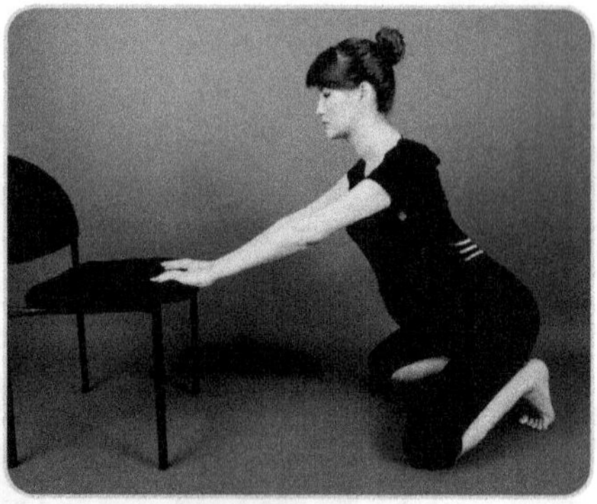

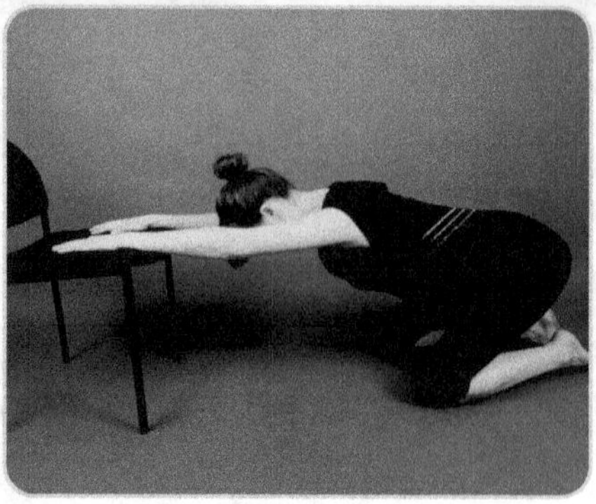

骨盤回旋運動

1. 腕を胸の上に組んだ状態で、仰向けに寝ます。
2. クッションを膝の下において、足を組みます。
3. 腰を浮かした状態を数秒維持してから、床へおろします。

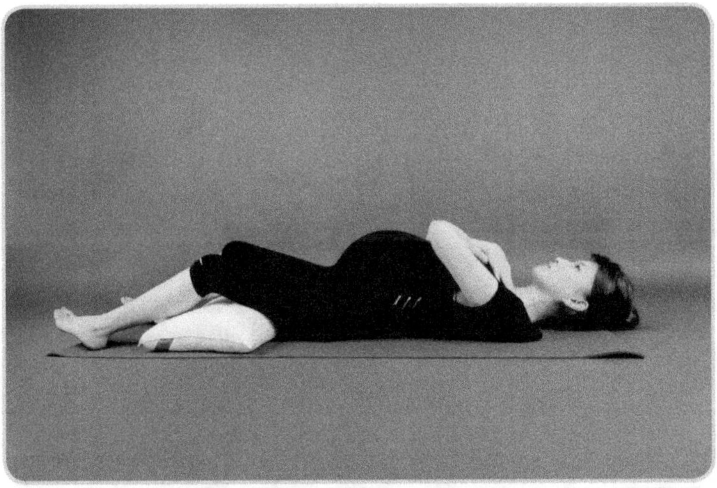

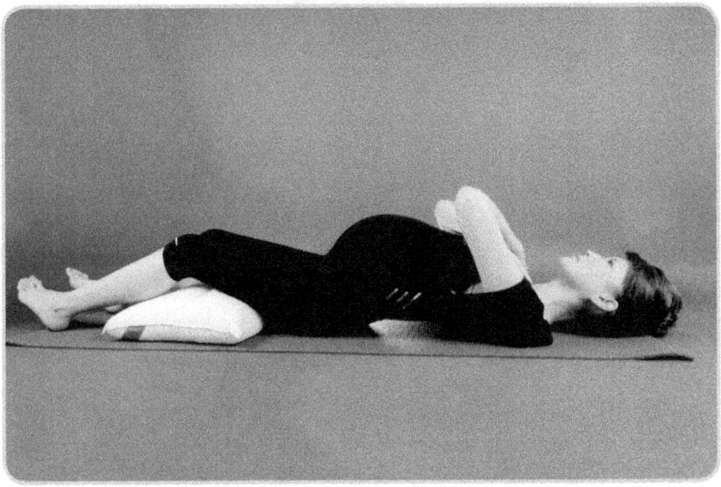

ヒップストレッチ

1. エクササイズマットの上に座り、足の裏を合わせます。
2. 両手を膝に置いて、膝を体の近くに引き寄せます。
3. 数秒間その状態を維持してから、元の位置に戻します。

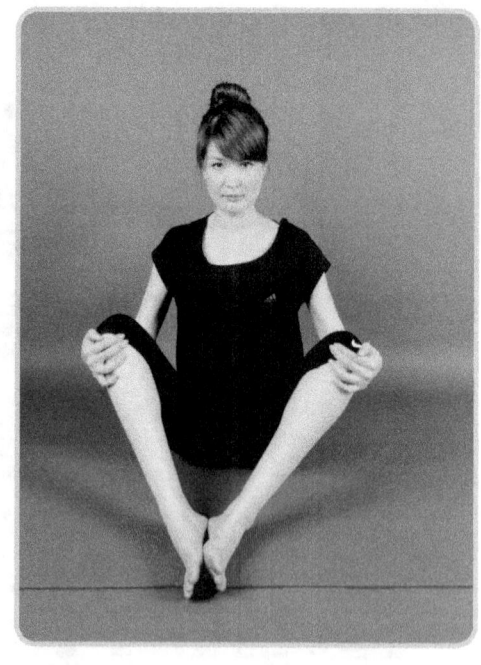

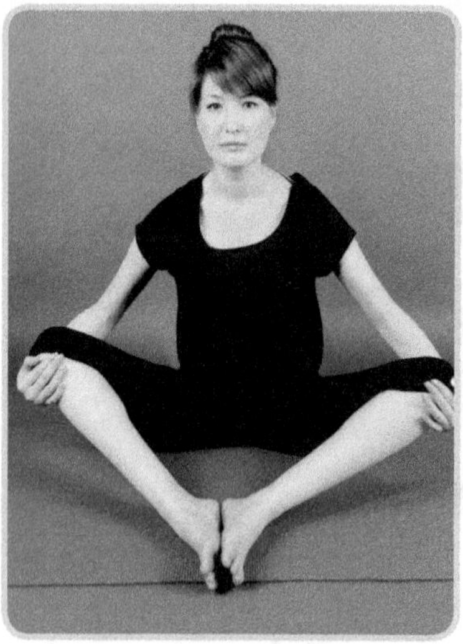

股関節の屈曲

1. 片足を曲げ、もう片足は伸ばした状態で床に寝ます。
2. 真っ直ぐに伸ばしている方の足を辛くない高さまで持ち上げ、その後床に下ろします。
3. この動きを20回繰り返してから、反対の足も同様におこないます。

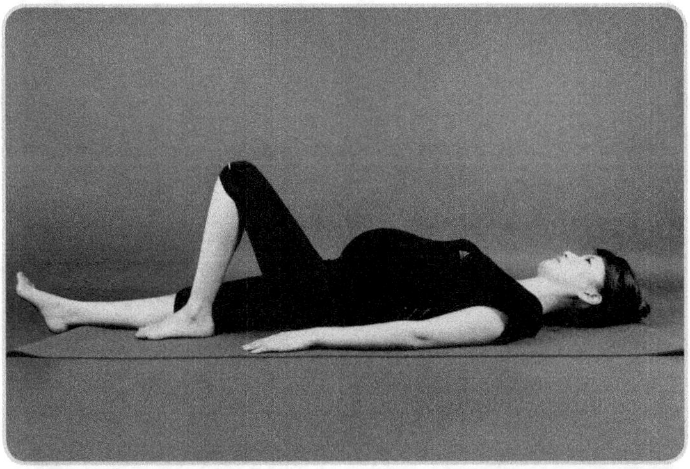

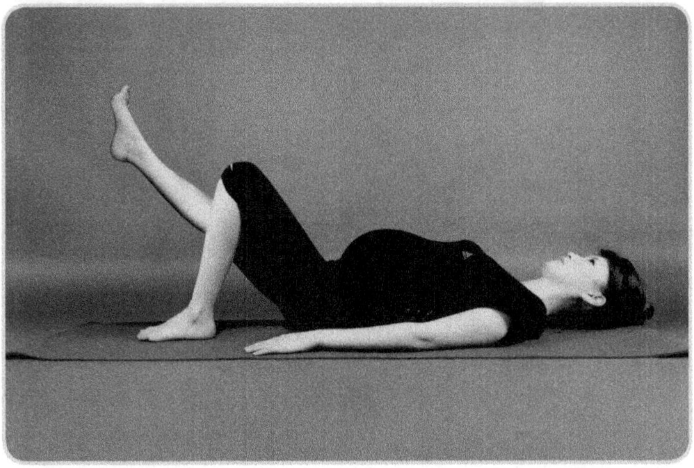

レッグスライド

1. 床の上に仰向けになり、手は体の横に伸ばします。
2. 片方の足を曲げ、辛くならない程度まで臀部のなるべく近くへとスライドさせていきます。
3. 元の位置まで戻します。
4. この動きを20回繰り返してから、反対の足も同様におこないます。

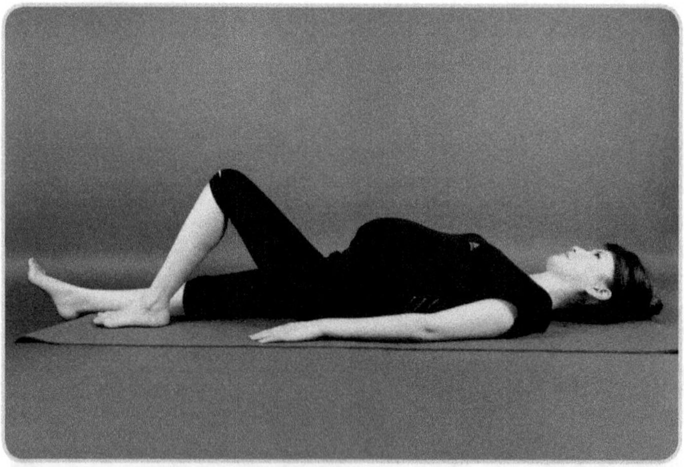

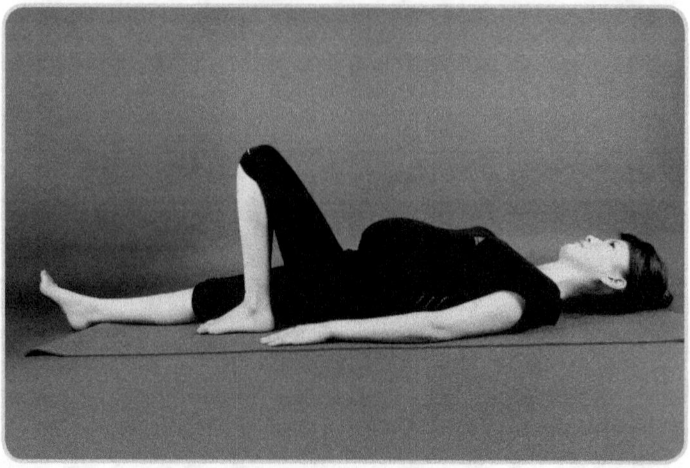

足全体を伸ばす運動

1. はじめに、膝と両手を肩幅で床につきます。
2. 片足を床と平行になるように伸ばしてから、元の位置まで戻します。
3. この動きを20回繰り返してから、反対の足でも同じ動きをおこないます。

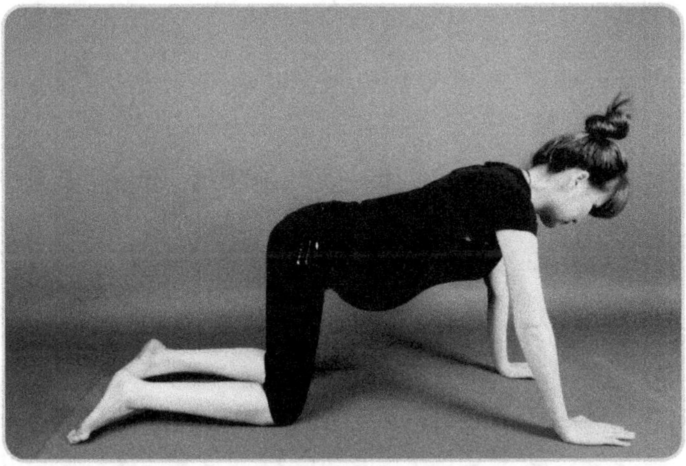

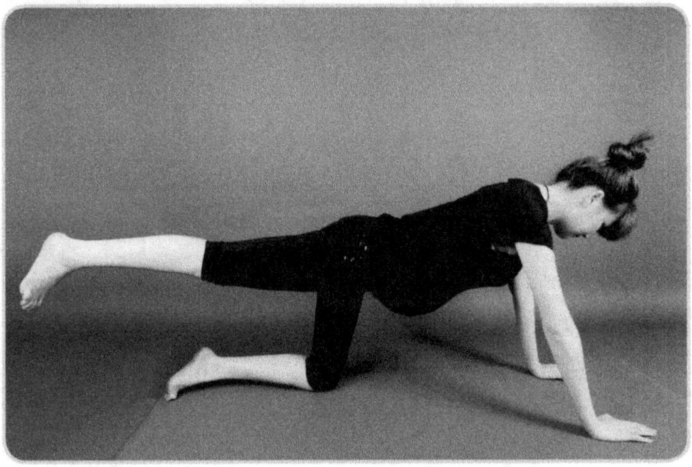

米国産科婦人科学会は妊婦がどういう状況になった場合にはエクササイズを中止すべきかを示した、ガイドラインを発表しています。早産や膣からの出血、前期破水、子宮頚管無力症、多胎妊娠、子宮内胎児発育不全が心配される場合はエクササイズを控えます。高血圧、妊娠性糖尿病、未熟児の出産経験がある、呼吸器系の問題や心疾患、前置胎盤や妊娠高血圧腎症の方、エクササイズを始める前に産婦人科に相談しましょう。

エクササイズのガイドラインについてはその言葉の頭文字を並べた言葉であるFITTで覚えておくことが出来ます。ガイドラインでは、運動の頻度（Frequency）、負荷や運動量（Intensity）、運動する時間（Time）と種類（Type）について言及しています。エクササイズをおこなう頻度は週に3～5回が良いとされています。運動の負荷や量は、中程度が理想です。エクササイズする時間は１回に40分程度で、種類は負担の軽い有酸素運動が勧められています。

妊娠初めの3ヶ月は非常に大切な時期です。妊娠以前もエクササイズをしていた方なら、FITTガイドラインに従った内容であれば、妊娠後も同じ内容のエクササイズを続けてかまいません。しかし、妊娠以前にエクササイズをしていなかった方は、しばらくの間エクササイズを始めるのを待ちましょう。それに、悪阻の吐き気や不快感で、エクササイズができる状態ではないかもしれませんので、無理をしてはいけません。逆にこの時期を使って、仰向けに寝た状態で腹筋を鍛えるなどができます。腹筋は妊娠が進むに従い筋力が落ちますので、この時期に始めるのは良いアイデアです。腹筋がよりついている女性の方が、そうでない女性に比べて妊娠後に早く体型が戻ることが分かっています。

妊娠第2期からそれ以降は、運動量を10～15％増加しても良いでしょう。ですが、体調に注意を払い続けながら運動量を増加してください。ホルモンの影響で靭帯が更に柔軟になっていますし、関節も以前より緩くなっているはずです。急激な動きや跳ねる動きがあるエクササイズは避けます。お腹がだんだんと大きくなってきているため、体の重心の位置が変わり、バランスを崩しやすくなっているからです。関節や靭帯への負担のかかり方が変わっているため、体がまだそれに対応し切れていないわけです。腕立て伏せや両足を同時に持ち上げるような運動、腹筋を使って床から起き上がる、ジャンプ、スキップ、素早い動きのあるダンスなど、より負荷のあるエクササイズは避けましょう。

妊婦さんは妊娠していない女性と比べ、約300キロカロリー余計にエネルギーを消費します。エクササイズによって消費するカロリーを適切に補うように食生活を充実したものにします。エクササイズをおこなう妊婦さんの高体温を懸念する専門家もいます。こういった症状は、胎児に悪影響が心配されます。ですが、妊婦さんの体温上昇は妊娠していない人の体温上昇ほど高くないということが分かっています。これは、妊婦さんがおこなうエクササイズが、中程度の負荷だからだと考えられています。またエクササイズを習慣にしている妊婦さんには充分な水分補給も大切です。エクササイズ前に400ml～450ml、そして運動時間20分に対してコップ1杯程度の水分補給が必要とされています。

胎児が成長してくると、腰椎前湾（腰椎が反り返る状態）が起こる可能性が高くなります。これは、体のバランスの中心が骨盤の方へ移動し、頚椎の曲がり具合が増加するためです。スキーやテニスといった運動は妊娠第3期には避けます。これは、体内の水分が増加し、肘や踝の動きが鈍くなり、手根管症候群を引き起こす心配があるからです。

第13章

陣痛と出産

あなたの積極的な参加なしでは、陣痛と出産は決して簡単なものにはなりません。帝王切開を希望するか、帝王切開をしなければならない妊婦さんは、臨月になってからいつごろ入院するか、だいたいの見当がつけられますし、病院でも帝王切開に向けた準備を進めていくことになります。ですが、陣痛が自然に始まった場合は、その進行と出産までのプロセスを理解しておく必要があります。

腰痛

陣痛が始まると、腰痛が悪化し、耐えられないほどになる妊婦さんもいます。胎児が産道に向かって下がり始め、後頭部が仙骨や骨盤の後部を押すことから腰痛がひどくなるのです。腰痛の悪化は脊柱側湾症がある妊婦さんに高い確率で起こります。側湾症による湾曲が、脊椎に更に圧迫がかかる角度になってしまっている可能性があるからです。こういった理由から、専門家は陣痛の対策法を産婦人科、助産婦、麻酔科医などと事前に話し合っておくことを勧めます。

残念なことに、出産が終わるまでは痛みはなくなりません。しかし、これは問題が起きているわけではなく、分娩が近づいているという証拠でもあります。痛みを緩和するために、自分自身でも出来る事がいくつかあります。

硬膜外麻酔の是非

さらに、痛みを抑える手段である硬膜外麻酔（エピドラル）が選択肢にありますが、重度の脊柱側湾症がある女性、もしくは金属を埋め込んで脊椎癒合の矯正手術を受けた女性にとって、硬膜外麻酔の挿入は困難を要するかもしれないことを理解しておく必要があります。局部麻酔を打つ正しい場所が見つかりにくい事が主な原因です。

それゆえ、硬膜外麻酔以外の選択肢が検討されることになります。更に言えば、産科麻酔医に既往症や病歴を説明し、使う麻酔の種類を事前に決めておいたほうが良いでしょう。

姿勢を時々変えて、腰にかかる圧迫を軽くするようにします。歩き回ったり、できるようならしゃがんだり、スクワットしたりします。四つん這いになるのも腰への負担を大きく軽減します。ベッドから起き上がれないようであれば、寝ている姿勢を変えたり、横を向いたりします。

温湿布や、湯たんぽを腰に当てるのも良い方法です。冷湿布の方がより効果があると感じる人もいます。温湿布と冷湿布を交互に使うのも効果的です。ご主人かなくに頼んで、一番痛みのある場所を押してもらうのも良いでしょう。円を描くようにマッサージしたり、拳を使っての強めのマッサージも良いとされています。指圧も痛みを緩和するのに役立ちます。腰の痛みは、誰かに足の母指球の中央下部を押してもらうと楽になります。指を使って、痛いぐらいの強さで押してもらいます。

出産時の体勢

陣痛が続くと、その痛みの強さでベッドに横になりたいと思うのが普通です。ですが、実際は横になっているのは陣痛を乗り切るのに良くない体勢です。そうなると、どの体勢が一番良いのか？　という疑問が浮かびます。最も良い体勢とは、仰向けではない状態で、あなたにとって一番楽な体勢です。

仰向けが勧められないのは、背中に大きな圧迫がかかり、負担になるからです。同時に陣痛を遅らせるので、不要な痛みが長時間続くことになります。それに、体の主要な血管を圧迫するので、胎児への血流が低下してしまいます。

起き上がっている姿勢の方が、赤ちゃんを押し出す力に重力が加わって楽になります。立った状態、ベッドに座った状態、ひざまづいた状態、椅子にまたがった状態などから、あなたの好きな体勢を選んでください。どうしても横になりたいと感じる場合は、左側を下にして、横になってみてください。

陣痛の段階

陣痛は、その内容によって3つの段階に分けることができます。各段階がどの程度の時間がかかるのかは、個人によって違ってきます。

3つの段階はそれぞれ、潜伏期、活動期、移行期と呼ばれます。この3段階は出産の第1過程とされ、まとめて陣痛と呼ばれています。陣痛の第1段階では、子宮頚部（子宮口）が柔らかくなり始め、子宮口が約3cmまで開いていきます。第2段階では、子宮口が更に開き、約7cmになります。第3段階には子宮口は最大である10cmにまで開き、痛みの強さがより大きくなって分娩室に移動する時期です。

帝王切開をしない限り、全ての妊婦さんがこの陣痛の段階を通って出産します。中には、陣痛が始まったことに気づかず、第2または第3段階になるまで気づかないまま進んでしまう妊婦さんもいます。これは、第1段階、第2段階の陣痛が比較的楽な場合に起こるケースです。

痛みに対する認識

痛みは各個人によって違う主観的な現象であり、様々な要因によってその辛さが増加したり軽減したりするものです。痛みの感じ方の大部分はあなた自身によってコントロールできるというと、驚かれるかもしれませんね。痛みの辛さを増加させる要因のいくつかとしては、孤独、疲労、空腹、喉の渇き、痛みのことばかり始終考えている、ストレスや陣痛が軽くなっている時に無理をする、未体験である出産に対する不安や自己憐憫、無力感などがあります。

それに対して、痛みを楽にする要因もいろいろあります。自分を支えてくれる大切な人が身近にいること、リラックスしていること、空腹で陣痛にならないように注意する、痛みのことばかり気にしないで何か他の事で気を紛らわせる、瞑想などのリラックス法をおこなってみる、陣痛についてよく理解しイメージを浮かべてみる、などが効果ある要因です。

出産の段階

出産には３つの段階があります。第1の段階が陣痛で先ほど説明した部分です。次が実際に赤ちゃんを出産する第2段階で、第3段階が胎盤を娩出する後産です。

陣痛が強くなっていく段階では、痛みの間を楽に過ごし、力を温存するように注意しましょう。音楽を聞いてリラックスしてみてください。陣痛室にテレビがあるなら、何か面白い番組を見て痛みから注意をそらしましょう。水かオレンジジュースをほんの少しずつ飲むようにし、空腹感を感じたら軽いものをつまみます。ひどい空腹感では疲労感が増して良くありません。痛みと痛みの間隔がどの位か時間を計って、病院に向かうべきかどうかを判断します。陣痛が第2段階へと移るに従い、呼吸法を始めると良いでしょう。痛みがない時間はリラックスし、こまめにトイレに行って膀胱を空にしておきます。陣痛の最後の段階、実際に分娩する直前は、かなり辛い状態になります。陣痛の間隔はより短くなり、強さも更に増します。辛いのは今だけで、待ちに待った赤ちゃんとの対面が間近に迫っていると前向きな気持ちを持ち続けましょう。

出産にはかなりの体力を要します。子宮口が最大に開き、分娩の準備ができたら、赤ちゃんを押し出すようにいきむことになります。この段階になると、自然といきみたい感覚が生まれ、体に力が湧き上がってくる妊婦さんもいます。反対に、もう終わりにしてほしいと思うほど非常に疲れてしまう人もいます。また、赤ちゃんの頭が下がってくるために、膣（産道）のあたりがヒリヒリする、伸びる、熱いものに触れるような感覚が起こります。いきみを効率良くおこなえば、分娩にかかる時間はより短くてすみます。おへその下あたりに力を入れるようにしていきむのが良い方法です。胸を使っていきむと、出産後に胸が痛くなることがあります。赤ちゃんを楽に分娩するのに最適なタイミングを分かっている産婦人科の先生の指導に合わせていきみましょう。

分娩でいきむ際に、不注意で尿漏れしたり排便してしまうのでは、と心配する必要はまったくありません。これらは非常に良くあることで、産婦人科はこういう事態に慣れています。医者にリラックスするように言われたらいきまずに休憩し、次にいきむ体力を回復させるようにしましょう。

出産の第3段階も重要なものです。この時点でもう既に赤ちゃんは無事に誕生し、あなたは本当のお母さんになったわけです。ですが、出産の最後の作業が残っています。お腹にいる赤ちゃんの成長を支えてきた胎盤を娩出しなくてはいけません。軽い陣痛がこの間も続きます。胎盤の娩出のためにいきんだ方が良いか、産婦人科に確認しましょう。胎盤を娩出した後、必要であれば会陰切開した部分を縫合してもらいます。これで重労働は全て終わりました。赤ちゃんとの対面を大いに満喫してください!

帝王切開

帝王切開で出産する場合、自然分娩のようにあなたが積極的に参加する部分は少なくなります。更に説明すると、あなたが実際におこなうことは、精神的そして肉体的に手術に向けて準備をするだけで、あとは執刀医に全てをまかせることになります。たいだいの場合、腹部の剃毛と麻酔液による洗浄がまずおこなわれます。子宮を切開する際に妨げにならないように、膀胱にカテーテルを挿入し導尿をおこないます。

通常の帝王切開では硬膜外麻酔を使用し、麻酔後数分で腰から下半身全体の感覚が失われます。完全に意識を失うわけではないので、希望すれば、鏡やスクリーンで帝王切開の様子を見ることも可能です。ビキニラインの少し上に横に切開をし、腹直筋をよけて手術をおこなっていきます。膀胱も妊婦さんの足の方に下げて、保護しておきます。子宮が切開され、自然に破水しない場合は羊水膜を傷つけ破水させます。羊水を吸出し、赤ちゃんを取り出します。赤ちゃんのおへそ近くで臍帯(へその緒)をクリップではさんだ後に切断し、鼻と口から液体を吸い出すと、赤ちゃんは呼吸を始めることができます。

出産完了後に切開した部分が縫合されます。場合によっては、執刀医が母体をリラックスさせるために全身麻酔をすることもあります。この麻酔は30分ほどで効力が切れ、その頃には縫合が完了し回復室に戻っていることになります。赤ちゃんはきれいにしてもらってから、お母さんのもとに運ばれます。

硬膜外麻酔 (エピドラル)

帝王切開で出産する際にも硬膜外麻酔を使用することは可能です。硬膜外麻酔は局部麻酔で、腹部および膣周辺の感覚を麻痺させます。硬膜外麻酔は時に、効果を上げたり血圧管理をおこなう目的でアドレナリン、フェンタニル、モルヒネ、クロニジンなどと併用されることがあります。硬膜外麻酔は陣痛が活動期に入る前におこないます。左側を下にして横向きに寝るか、座った状態;どちらにしても背中を丸めた状態で麻酔をおこないます。

硬膜外麻酔には2種類あります – 通常の硬膜外麻酔と脊髄くも膜下硬膜外併用麻酔です。通常の硬膜外麻酔では、睡眠剤と感覚を麻痺させる薬を混合した薬剤を、ポンプを使用して投入するか、定期的に注射します。後者の脊髄くも膜下硬膜外併用麻酔は “歩くことのできる硬膜外麻酔”とも呼ばれ、足の力が弱くならずに済むので自由に動き回ることができます。

硬膜外麻酔は陣痛が非常に辛かったり、長時間になってきた場合に辛さを緩和させるために使用されます。痛みから少し解放されることで、分娩時にうまくいきむことができたりと、自ら出産に積極的に参加できるようになります。硬膜外麻酔をする際に、悪寒、頭痛、一時的な耳鳴りが起こることがありますが、これらの合併症は麻酔による痛みの緩和と比べても非常に軽いものです。

硬膜外麻酔の注射自体に痛みは伴いません。また、赤ちゃんへの悪影響を報告した研究もありません。感覚が麻痺していることで陣痛は感じにくくなっているにしても、医者の指示にしたがっていきむことができます。分娩をスムーズにおこなうために、腹部を押してもらうなどの介助が必要になるケースもあります。

脊柱側湾症がある場合には、麻酔科医が硬膜外麻酔を打つ場所を見つけられない可能性もあります。これは側湾症がない妊婦さんでも、腰に問題があったり、体重増加が著しかったりするとあり得る現象です。あなたの側湾症を考えると、念のため硬膜外麻酔を打てないまま出産することになるケースについても検討しておきましょう。マッサージ、体勢を変える、経皮的末梢神経電気刺激（TENS）などといった硬膜外麻酔を使用しない痛み緩和の方法を確認しておきましょう。

第14章

脊柱側湾症患者の出産後エクササイズ

出産後エクササイズは、出産をすませた女性全員に非常に重要です。エクササイズをおこなうと、妊娠前の体型に戻るだけでなく、妊娠・出産で失った体力も回復することができます。筋肉や靭帯を鍛えるので、妊娠前の健康状態、筋力、持久力が回復できるのです。出産後エクササイズが、ある程度楽にできるようになったら、私の前著 "自然療法による脊柱側湾症予防と治療法"で紹介している、脊椎の異常な湾曲を矯正する目的のエクササイズを始めましょう。

その前に、出産後のエクササイズに関して注意するべき点がいろいろとあります。出産以前の体調に早く戻ろうとして無理をすると、弱くなっている筋肉により大きなダメージを与えてしまいます。妊娠・出産による影響は非常に大きく、妊娠前の状態に戻るには時間が必要なことを忘れないでください。エクササイズばかりに気を取られず、赤ちゃんと楽しい時間を過ごすことも大事にしましょう。

出産後エクササイズを始める前の注意点

エクササイズを本格的に始める前に、出産後の婦人科検診を必ず受けます。この検診は出産後6週間ごろに受けるものです。帝王切開を受けた人は、エクササイズ開始を出産後8～10週間まで待ちましょう。出産後すぐにエクササイズをおこなわないのは、妊娠中生成が増加していたリラキシンによる靭帯や腹部の筋肉のゆるみといった影響がまだ残っているためです。子宮が妊娠前の状態まで収縮し、出血を止めるためにも出産後数週間は大切な時期です。会陰切開による傷口がある場合は、これも回復する必要があります。

出産後検診の後にエクササイズを始める際には、準備をしっかりとしておきましょう。出産後エクササイズを始めるにあたって役立つアドバイスをご紹介します:

- 楽に体を動かせる洋服を選びましょう。特にウエスト周りや背中が楽なものを好む女性も多くいます。ですが、指導してくれるトレイナーにあなたの姿勢が分かり、正しくアドバイスしてもらえるような服装である必要があります。母乳が漏れないように、着用するブラジャーは胸をしめつけないものを選びます。しかし、あまり緩すぎて胸が大きく動いてしまうのも非常に不快なので注意します。母乳パッドを使用して、母乳漏れを吸い取る対処もできます。

- 脊椎にかかる負担を最小限にするように、正しい靴を選びます。靴は衝撃をしっかり吸収できるものを選びましょう。

- 空腹でエクササイズをおこなわないようにします。妊娠前は早朝にジムに通っていたような人でも、その習慣に戻るには時期が早すぎます。エクササイズの数時間前に食事をして、充分なエネルギーを補給しておきます。エクササイズの30分前に炭水化物を中心とした軽い食事を取るのも良いアイデアです。またエクササイズの15分後程度に炭水化物を取るのも、より良い消化と栄養吸収につながります。

- 赤ちゃんが眠っている間に家事をやめ、2時間のエクササイズをする時間を見つけるのは困難かもしれません。更に、夜の授乳で睡眠不足が続き、あなた自身が睡眠が必要な日もあるでしょう。限られた時間で多くの事をしようとしてはいけません。2時間連続でエクササイズができないようであれば、家庭でできる短時間のエクササイズを何回かおこなうようにします。

- 疲れている時に負荷の高いレジスタンスエクササイズをおこなうのは良くありません。ですが、体調に合わせた軽いエクササイズをおこなうと、体がすっきりして気分が良くなるものです。赤ちゃんをベビーカーに乗せて、新鮮な空気を吸いながら散歩すると、気分も明るくなります。

- 妊娠前に非常に活動的な生活をしていた方は、出産後に無理をし過ぎてしまう事がよくあります。中には、できるだけ早く出産前の体型に戻りたい一心で、無理なエクササイズをしてしまう人もいます。この時期に無理をすると、後々まで障害となるような問題の原因となるので、注意が必要です。
- 息切れ、めまい、吐き気などがあったら、エクササイズを一時中断するようにしましょう。ランニングマシンやエアロバイクといった心肺機能向上用マシンを使用中に、うまく体が動かなくなったり、動作がうまくできないと感じるようになったら、中断して休憩することをお勧めします。数回の繰り返し運動をした後に筋肉が痙攣したり、息があがるのも休憩するサインです。

腹横筋(TrA)の筋力を回復させる

腹横筋の筋力を回復させるエクササイズは、退院したらまず初めに取り組む運動です。腹横筋は腰椎骨盤やその他の体を支える部分を安定させるために働く筋肉です。妊娠中は大きくなるお腹に合わせて体を安定させる筋肉の使い方が変化しているので、出産後にはまず、腹横筋を元の状態に回復させることが大切です。

腹横筋を使うように仕向ける簡単な方法があります。

- 直立、または背筋を伸ばして座り、体の前面の寛骨のあたりに指を置きます。
- そこから対角線上に腹部の柔らかい部分へと指を動かします。
- 柔らかい部分を軽く押しながら、小さく咳をします。
- このとき、腹横筋と内腹斜筋が収縮するのを感じるはずです。

- 咳をせずに、腹部をひっこめるようにしても、同じ効果が得られます。

こういった簡単な方法をおこなうだけで、腹横筋をより多く使うようになり、筋肉の機能を回復させることができます。腹横筋に注意するだけでなく、エクササイズ中の正しい姿勢や呼吸法をおこなうことも大切です。

出産後エクササイズ

出産後エクササイズはいくつかの種類に分けることができ、その種類にはストレッチ、可動性トレーニング、体幹安定エクササイズがあります。レジスタンストレーニングをおこなうのも可能ですが、筋肉や靭帯のゆるみが残っている間は加減をしておこなった方が良いでしょう。筋肉や柔軟で緩んでいる状態では、骨格に無理な負担がより多くかかることになります。

次に出産後にできる、可動性トレーニング、ストレッチ、体幹安定エクササイズを紹介しました。

可動性トレーニング

まず最初におこなうエクササイズが可動性トレーニングです。可動性トレーニングは体に負担が少ない運動量なので、このトレーニングを最初にすることで、他のエクササイズをおこなえるように体をほぐすことができます。出産後検診で運動しても良いと産婦人科にいわれたら、最も基本的なエクササイズから始めることをお勧めします。妊娠前にはかなり激しいエクササイズができていた人でも、過信せずに、最も簡単なエクササイズからスタートすることが重要です。

多くの場合、妊娠前より自然に立った時の足の幅が広くなっています。これは、臀部が妊娠前より広くなっている感覚があるためです。常に注意して、臀部と同じ幅で足を開いて立つようにし、それ以上に広くならないようにしましょう。

次に紹介した可動性トレーニングからまずは初めてみてください。

肩を回す運動

1. これは、肩の関節の可動性を良くするためのエクササイズです。
2. リラックスした状態で、足の幅に注意して立ち、腕を体の横に下ろします。
3. 腹部を引くようにして腹筋を働かせ、円を描くように肩を回します。大きく円を描くように上下、前後にしっかりと動かしてください。左右それぞれ20回ずつおこないます。
4. 膝を軽く曲げて、姿勢良く立ったまた、ゆっくりと肩の動きに注意を払いながらおこないましょう。
5. 肩を後ろへ回し、次に上、前、そして下へと回します。

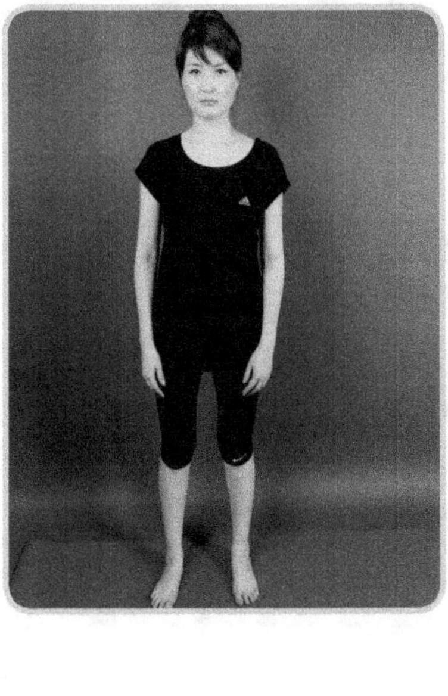

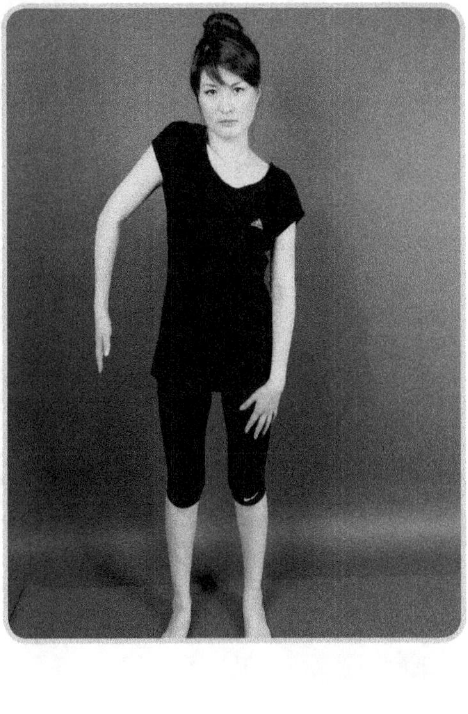

上半身の横曲げ

1. このエクササイズは脊椎の可動性を高めます。
2. エクササイズの間は、リラックスしたまま姿勢良く立った状態で、腕を体の脇に下げた体勢を維持します。臀部が横に動いてしまわないように、足の幅が広すぎないように注意してください；臀部が横に動いてしまうと、脊椎も横に動いてしまいます。
3. 腹部を引くようにして腹筋を働かせ、上半身を横に倒します。上半身だけを倒すように注意してください。無理をしない程度に、またストレッチし過ぎない程度に上半身を倒します。
4. 片側に上半身を倒したら、元の位置まで戻り、次は反対方向に倒します。.
5. 左右それぞれ20回ずつおこないます。

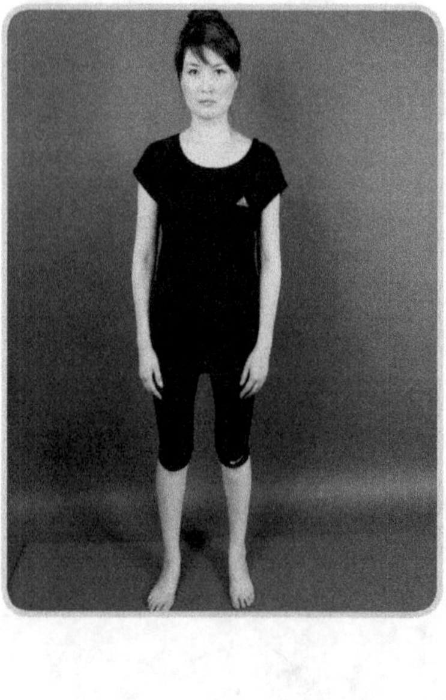

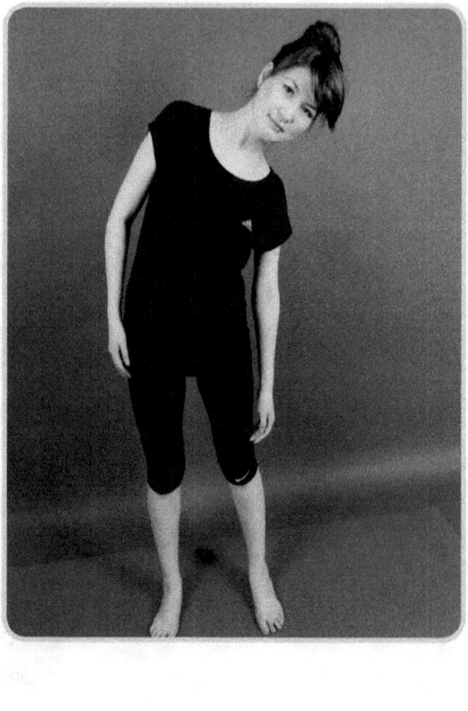

胴体の回転運動

1. これは、妊娠期間にはあまり動かさなかった胸椎の可動性を取り戻すための運動です。
2. まず姿勢良く立って、曲げた肘を胸の高さまで持ち上げます。
3. 腹部を引くようにして腹筋を働かせた状態で、上半身を片側に回転させます。
4. 元の位置まで戻してから、次は反対方向に回転させます。
5. 肩に無理な力が入って肩甲骨が上がってしまわないように注意し、上半身を回すときは脊椎を伸ばすような感覚でおこないましょう。膝を軽く曲げ、背筋を伸ばした状態でおこないます。臀部と膝は回転しないように気をつけましょう。

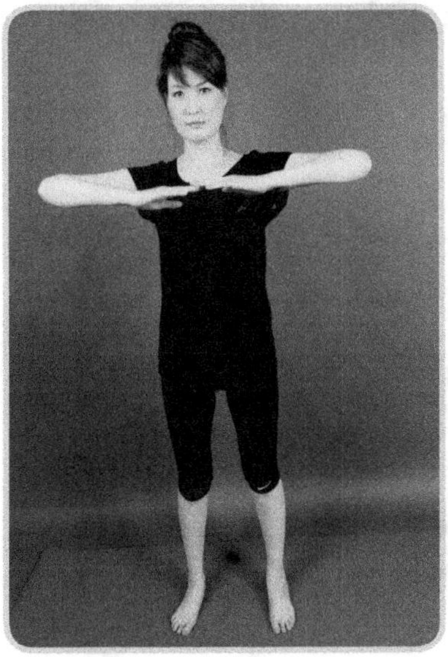

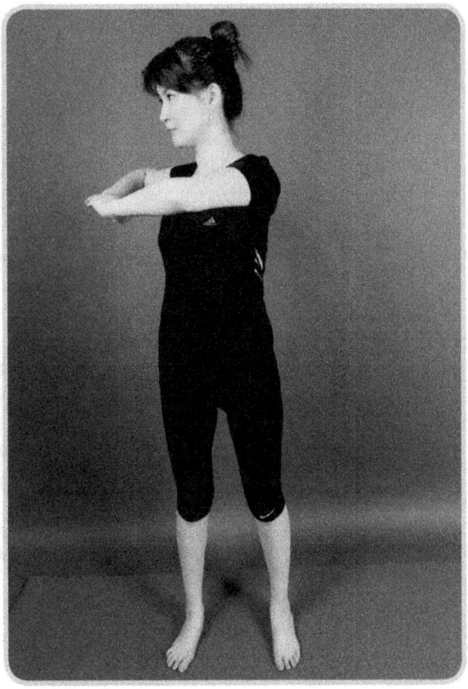

腰の回転運動

1. この運動は、腰を柔軟にするためのものです。

2. 姿勢良く立って、肘を曲げて両手を肋骨の下あたりまで持ち上げます。

3. 腹部を引くようにして腹筋を働かせ、円を描くように腰を回します。膝を軽く曲げ、背筋を伸ばした状態でおこないましょう。

4. 下半身のみ動かし、上半身を一緒に回転させないようにします。胸をしっかり張って、できるだけ大きく腰を回転させるようにしましょう。

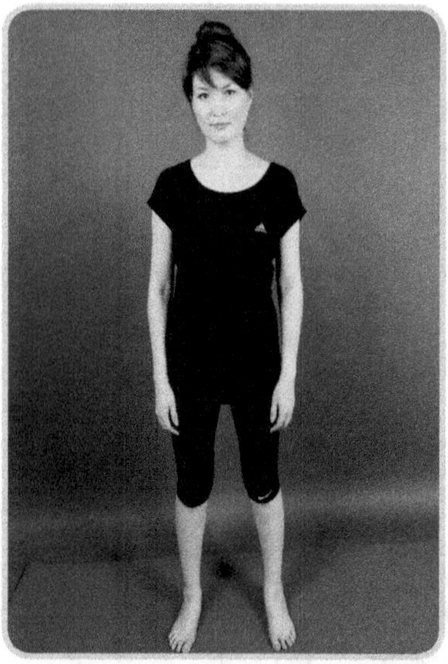

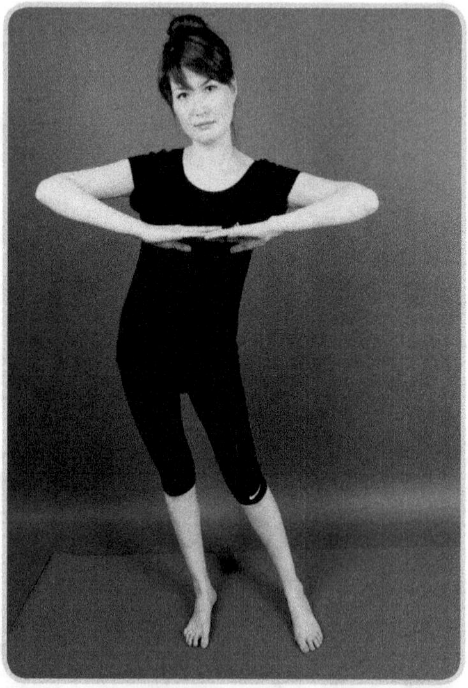

トランクカール

1. この運動をおこなうことで、上半身を柔軟にし胸郭を開くようにします。
2. 姿勢を良くして立ち、腕を開いて肩の高さまで上げます。
3. 腹筋に力を入れ、尾骨を体の中心に向かって引き込むようにして骨盤を傾けます。
4. 上半身も丸めて、同時に上げた腕を体の正面に移動させながら腕で輪を作るようにします。
5. 元の位置に戻ります。

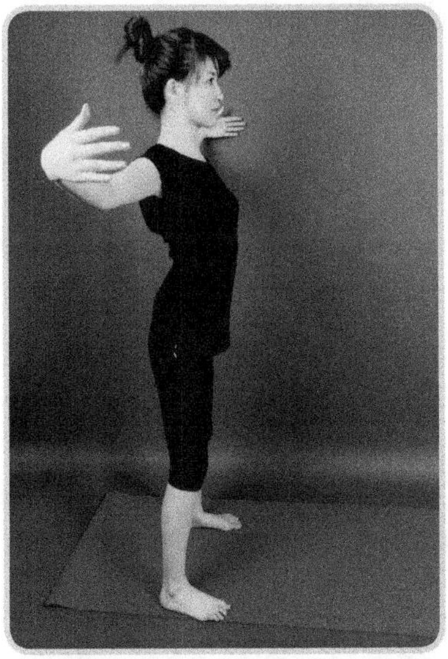

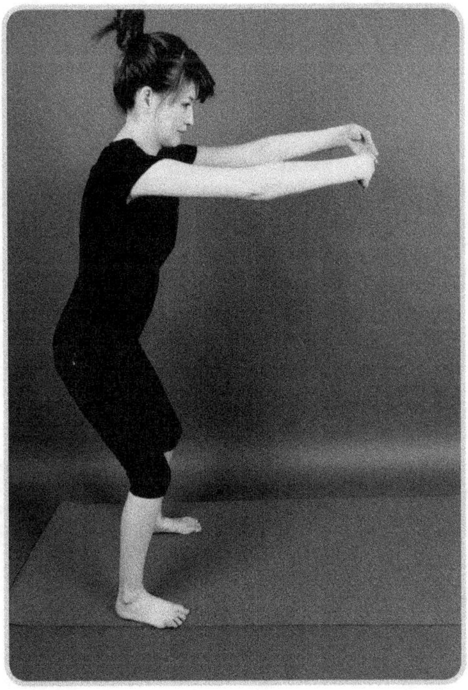

首の可動性を高める運動

1. このエクササイズで首の筋肉のコリをほぐすことができます。
2. はじめに、腕を体の横に下ろして、姿勢良く立ちます。
3. 腹筋に力を入れ、肩ごしに何かを見るように首を回します。
4. 首を回した状態で1～2秒停止し、元の位置まで首を戻してから、次は反対方向に回します。
5. 首を回した時に頭を傾けないように注意し、元の位置に戻って正面を向いた時には脊椎を伸ばすように心がけましょう。

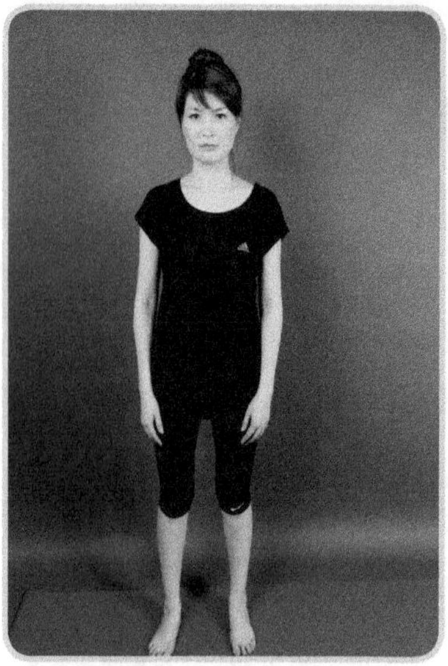

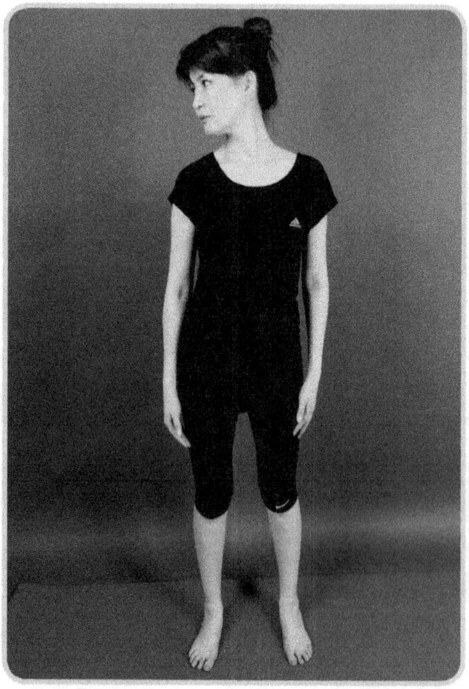

ストレッチ運動

9ヶ月の妊娠期間中、脊椎には大きな負担がかかっています。成長する赤ちゃんを支えるため、そして出産後は赤ちゃんの世話をするために、脊椎の負担が原因で起こる筋肉の張りがずいぶん溜まっているはずです。リラキシンの影響で筋肉がまだゆるんでいる状態ですので、ストレッチしたままの姿勢を15～30秒以上保たないようにします。

以下に、出産後検診を終えた女性に役立つストレッチを紹介しました。

レインボーストレッチ

1. この運動は胸椎を動かし胸筋を伸ばすストレッチです。
2. はじめに床に横向きになり、頭を枕に乗せます。手のひらを合わせて両腕を伸ばし、床に置きます。両膝も揃えて、軽く曲げます。
3. 腹部を引き込んで腹筋を働かせながら、上にある方の腕を天井の方へと持ち上げていきます。腕の動きと同時に頭も回転させて、天井を見ます。
4. 上げた腕を反対側まで開き、頭も腕の動きにしたがって回転させます。
5. 腕が反対の床についたら、そこで一旦停止して深呼吸します。
6. 腹筋を使って、腕を元の位置まで戻します。
7. 骨盤と腰椎を、腕と一緒に動かさないように注意しましょう。

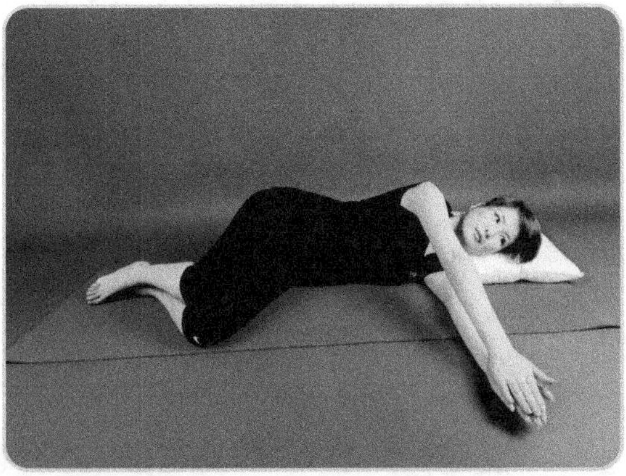

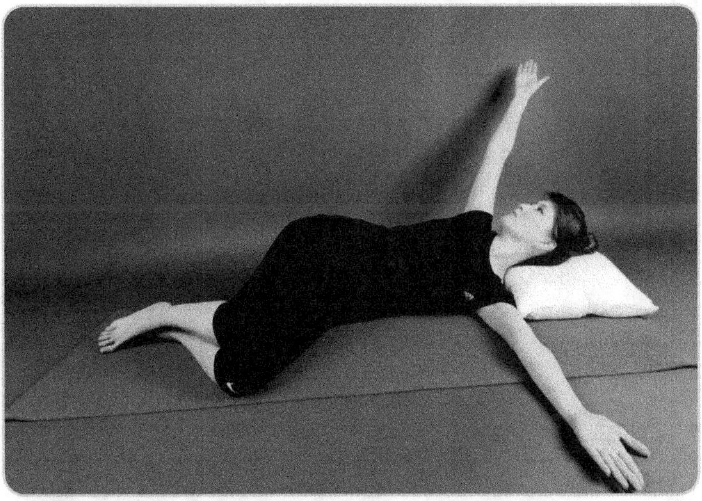

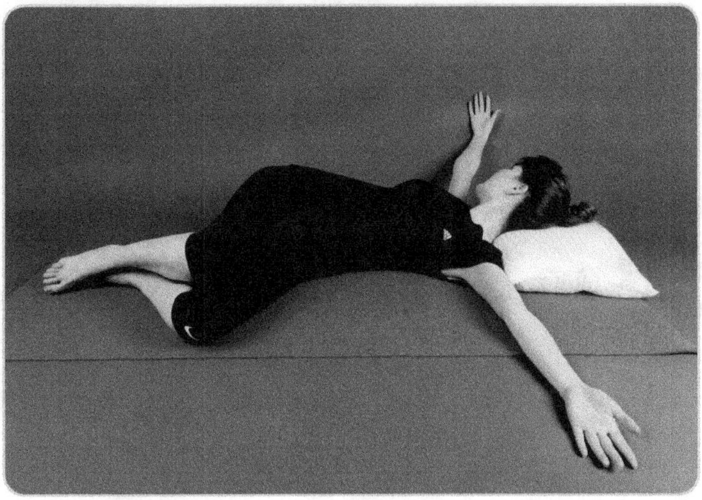

座った状態での胸筋のストレッチ

1. このエクササイズでは胸筋を伸ばし、姿勢を良くすることができます。
2. 床に座って背筋を伸ばし、胡坐をかいた状態でストレッチをします。
3. 背中を丸めないようにして座り、腕を伸ばして両手を体の後方につきます。上体を後ろにそらさないように常に注意しましょう。
4. 腹部を引いて腹筋に力を入れ、胸を張って肘を後ろに引きます。
5. 胸と肩が広がって筋肉を伸びているのがわかるはずです。
6. 胸を上に持ち上げるのではなく、前方に張って正しいストレッチをすることが重要です。

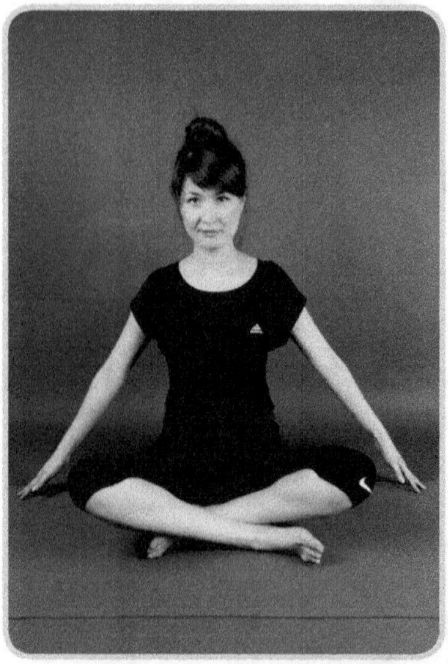

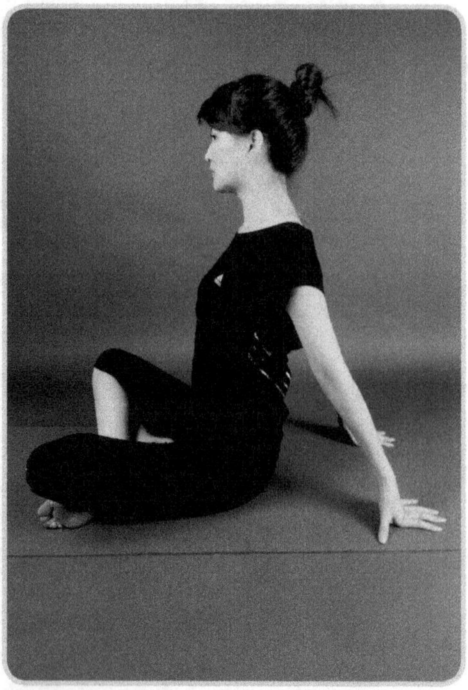

座った状態での僧帽筋のストレッチ

1. このエクササイズでは、姿勢を変えることで中部僧帽筋をほぐします。
2. 背筋を伸ばして床に座り、腕を開いて肩の高さまで上げます。
3. 肩甲骨が上がらないように注意します。
4. 骨盤を上に引き上げるようにしながら、頭を下げて、腕と背骨を丸めるようにします。
5. 反対の手でそれぞれの肘をつかむようにしながら、肩を前に突き出すようにします。
6. ストレッチの間は息を止めずに自然に呼吸しましょう。

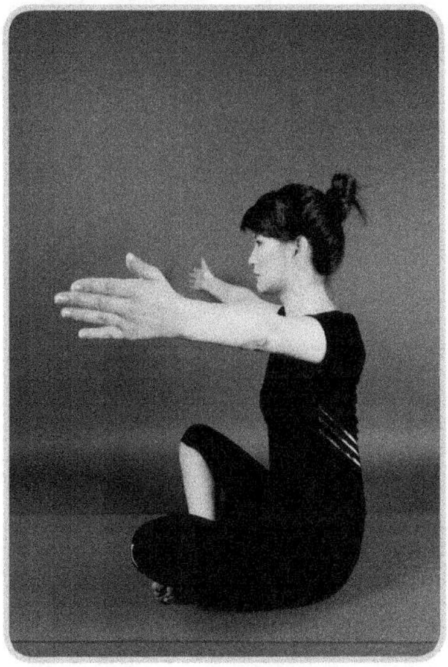

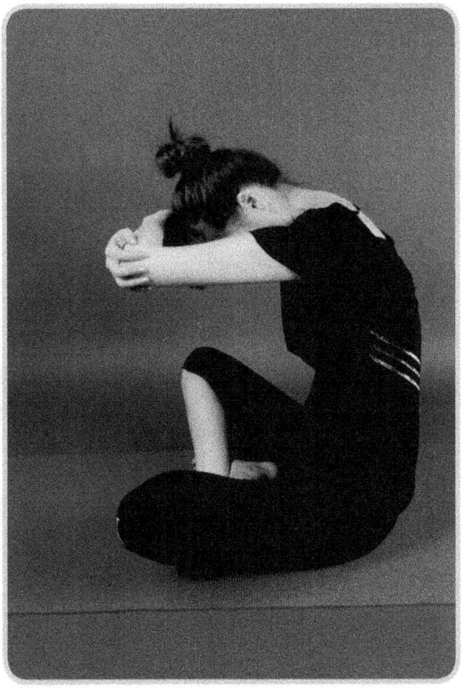

座った状態での広背筋のストレッチ

1. このストレッチでは広背筋のコリをほぐし、胸部の可動性をより良くします。
2. 背筋を伸ばして床に座り、指先を床に付けます。指先の位置は腰より少し前方にします。
3. 片方の手を上げ、天井を触るようなつもりでそのまま上げていきます。上げた方の腕の上半身の脇が伸びているはずです。
4. 腕で弧を描くように動かしながら、指先を床から更に離していきます。
5. 指先が通ってきた位置を辿りながら、元の位置まで戻ります。

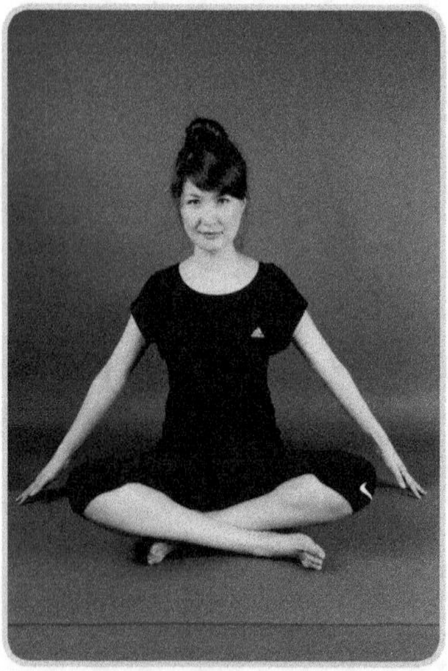

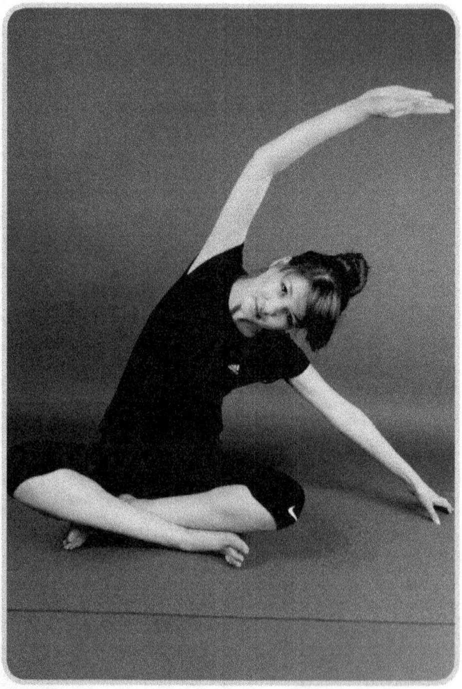

座った状態での首のストレッチ

1. このストレッチをすると首の筋肉のコリをほぐすことができます。
2. 背筋を伸ばして床に座り、指先を床に付けます。
3. 耳を肩につけるようなつもりで、頭を片側に倒します。この時、肩を持ち上げて耳とつけないように注意しましょう。
4. 元の位置まで頭を戻し、次は反対方向に倒します。

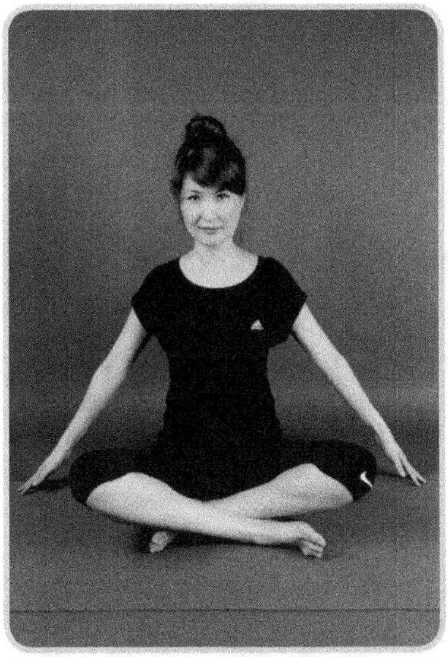

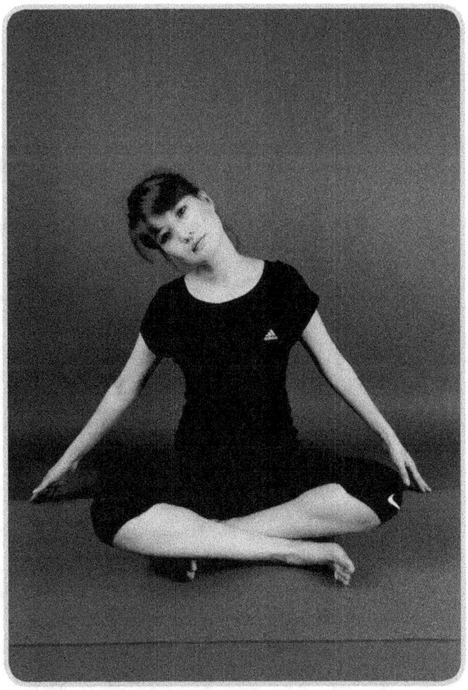

腕を伸ばす運動

1. このエクササイズをおこなうと、体全体がすっきりします。
2. リラックスした状態で立ち、腕を体の横に下ろします。
3. 大きく息を吸ってから腕を伸ばしたまま弧を描くように上げていきます。背筋が伸びる感覚があると思います。
4. 腕を降ろしながら、息を吐きます。
5. 腕を上げるときには、肩甲骨を持ち上げないように注意しましょう。腕は自然な状態で、体の真横より少し前を通るようにします。

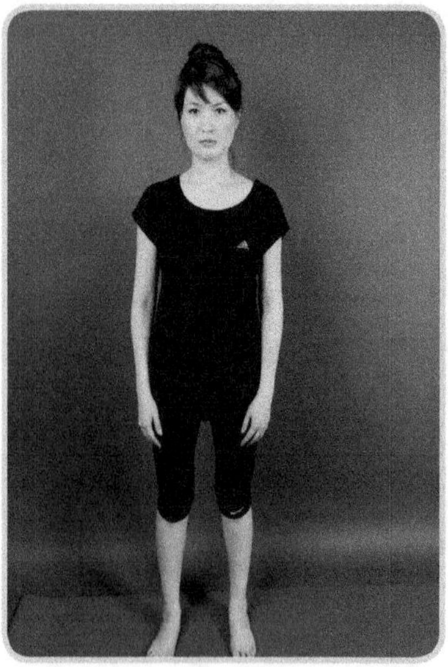

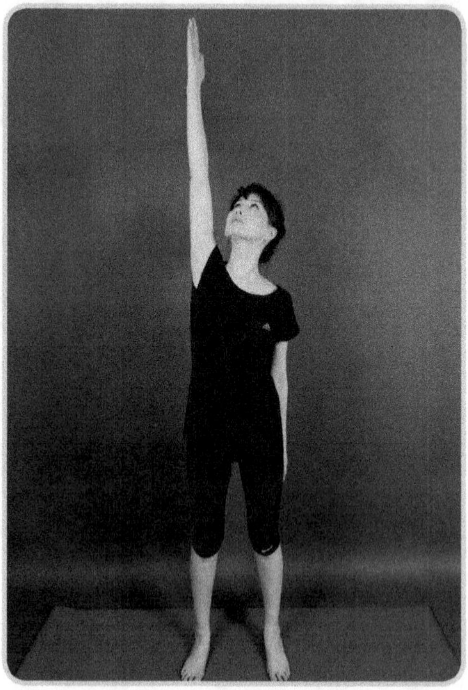

体の横を伸ばす運動

1. このストレッチでは、広背筋を伸ばしコリをほぐします。またこの運動をすることで、胸部の可動性をより良くします。
2. まずはじめに、手を腰に当てて姿勢良く立ちます。
3. 腹筋に力を入れて片方の手を頭の上へと伸ばし、そのままの状態で手が上がっている方をストレッチするように上半身を横に倒していきます。
4. 右手を上げている場合は上半身を左に倒すので、体の右側をのばすことになります。
5. 腕を元の状態に戻して、手を下ろしてから、同じ動きを繰り返します。
6. 反対側も同様にして伸ばします。
7. 臀部を伸ばしている方向に押し出したり、曲げたりしないように注意しましょう。

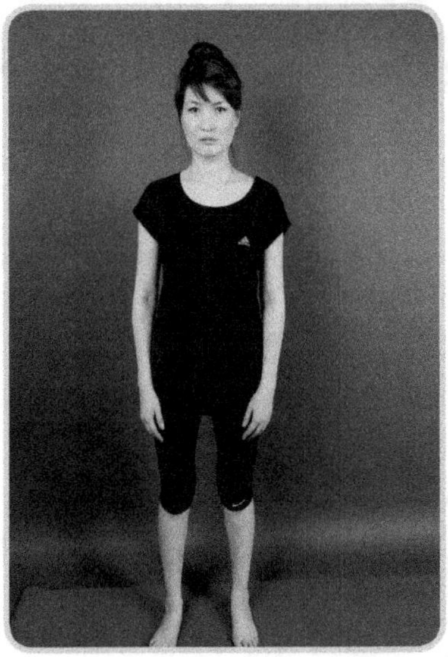

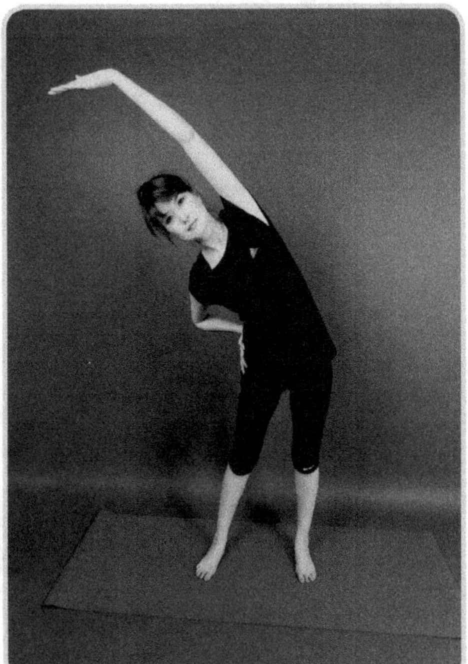

初心者向け体幹安定エクササイズ

体幹安定エクササイズはお母さんになったばかりの女性にとても効果があります。妊娠期間中にあまり使用されなかったために著しく弱ってしまった腹筋を鍛えるには、エクササイズボールの使用が非常に効果的です。体幹はあなたの体の中心を支える基本になる部分です　ー　体幹には、腹筋と腰、臀部、背中、そして骨盤底の筋肉が含まれます。体幹の筋肉は全て助け合ってその機能を果たします；それぞれが筋膜という結合組織の層で繋がっています。

次に紹介したのは、出産後にぽっこり出てしまっている腹部を引き締めるために必要な体幹エクササイズです。

骨盤底のウォームアップ

1. 両膝を立てた状態で仰向けに横になります。床と腰の間、そして床と首の間には、隙間ができるはずです。これは、まだ体幹筋肉を使っていないことを示します。
2. 息を吸って、次に息を吐きながら骨盤をおへその方へと傾けます。体の動きは非常に小さいので、お腹が若干へこむ程度しか目で見ることはできません。腹部のへこみが丸くならないように注意しながら、腹筋を引き締めていきます。
3. 無理のない程度の状態を10秒以上維持し、次に10秒間休憩します。
4. 骨盤底から力を抜いて楽にしましょう。

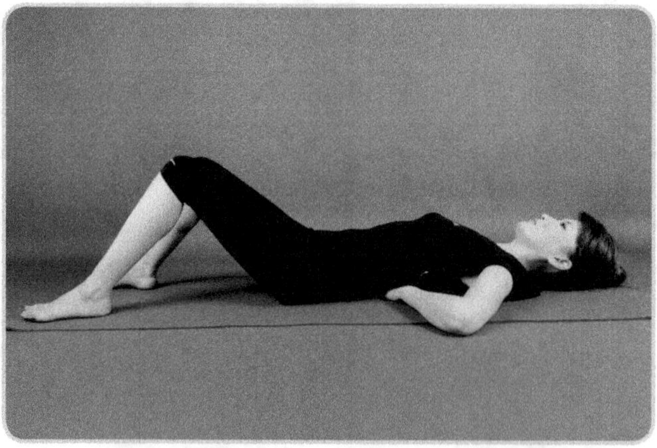

腹部の引き上げ運動

1. 臀部が膝の上にくるように、肩が手のひらの上に来るように四つん這いになります。

2. 背骨に負担がかからない自然な状態で息を吸って、 お腹を膨らましします。

3. 背中を丸めないようにまっすぐな状態を保ちながら息を吐いて、おへそを背骨に近づけるように引 き入れます。

4. 辛くならない程度で、 出来るだけ長くこの状態を維持します。

5. 次に息を吸い込む際には、腹壁の力を抜いて楽にし、また息を吐くのに合わせておへそを引き入れ るように力を入れます。これを10回繰り返します。

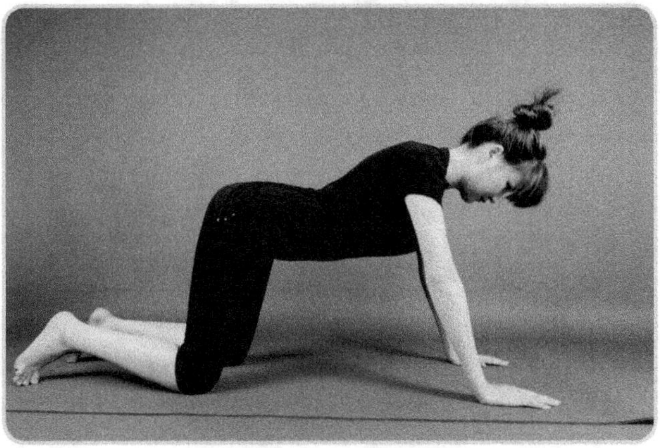

腕立て伏せの体勢

1. うつ伏せに、床かエクササイズマットの上に横になります。胸の下にひじと前腕を入れます。

2. つま先と前腕を使って、 体が橋のような形になるように支えます。

3. 背中を丸めないように、 臀部が床の方に下がらないように維持しましょう。

4. そのままの姿勢を60秒間保ちます。

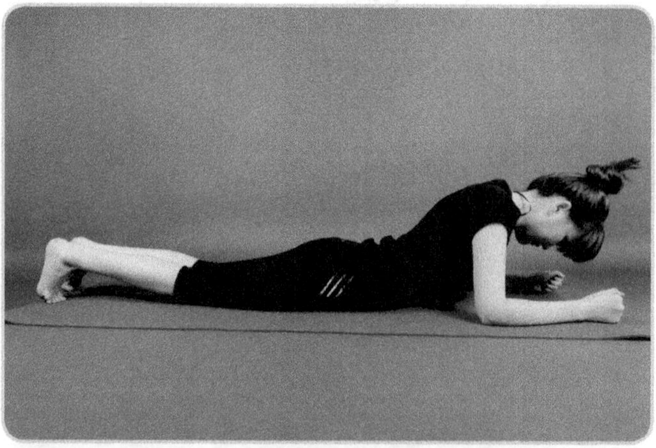

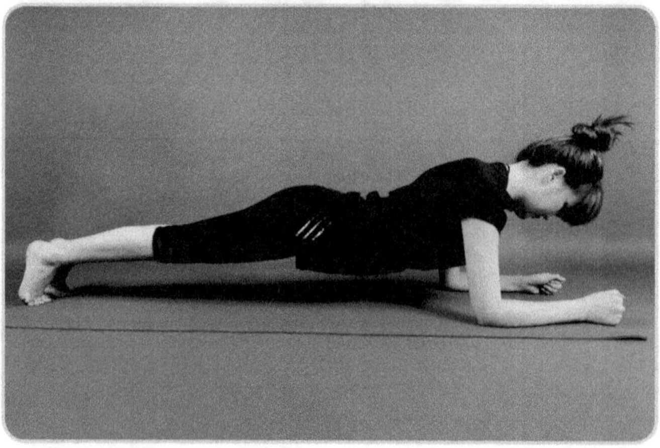

体幹をひねりながらのランジ （踏み出し運動）

1. 両足を揃えて立ち、腕を伸ばした状態で両手を合わせ、自分の左側、肩の高さに持ち上げます。
2. 右足で一歩大きく踏み出しながらランジし、その状態で右側へ上半身をひねります。
3. 次に左足で一歩大きく踏み出しながらランジし、今度は左側へ上半身をひねります。
4. これを20回繰り返します。
5. 運動に負荷を加えたい場合は、3〜8ポンド（1.8〜3.6kg）のウエイトを持っておこないます。

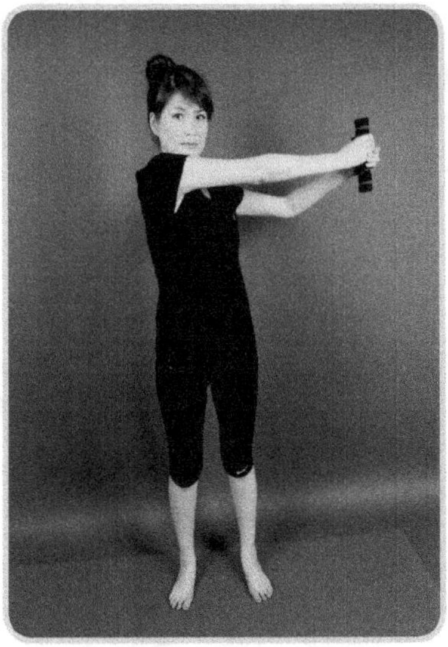

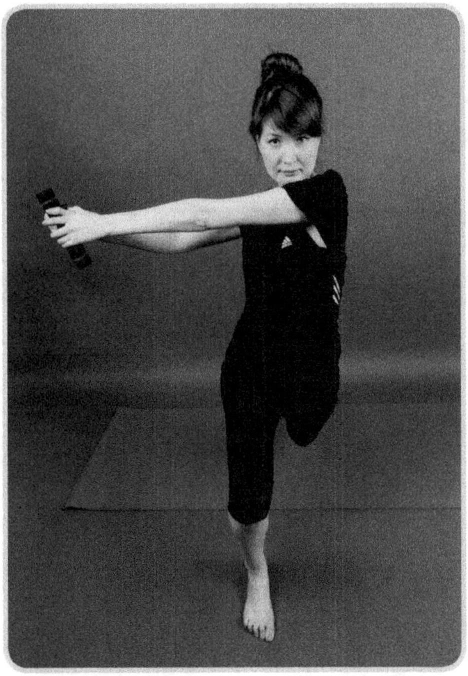

帝王切開で出産した場合の注意点

これまでに紹介したエクササイズは安全で簡単にできるものばかりです。ですが、帝王切開で出産した人の場合、傷口に負担をかける可能性もあります。少しでも不快感を感じたときは、もうしばらく時間が経って、体調がより良くなってからエクササイズを始めるようにしましょう。また、腹部を枕などでサポートするなど、傷口に負担をかけないようにするのも良いアイデアです。

ほとんどの方は、出産後6週間程度でエクササイズを始められるようになります。経腟分娩だった方は、もっと早くエクササイズを始められます。また帝王切開で出産した場合、感覚が鈍くなっている場合もあります。これは手術の際に神経も切断されているためで、回復には少し時間がかかります。

帝王切開の傷跡

多くの女性が帝王切開の傷口が盛り上がってしまうことを心配しています。ですが、これもエクササイズによって取り除けます。産婦人科医であるケント・スノウデン博士は、"傷口の盛り上がりはほとんどが脂肪組織によってできた傷"だと言っています。手術による腫れが引き、通常の生活に戻る頃には、皮膚の傷のみが帝王切開の跡になることでしょう。しかし、これには最短６ヶ月かかります。

上級者向け体幹安定エクササイズ

初心者向けの体幹エクササイズに慣れて、簡単にできるようになってきたら、他の体幹筋肉を鍛える上級者向けのエクササイズに取り組みましょう。

前へボール転がし

1. エクササイズボールの前にひざまづき、 両腕をボールの一番高い位置に置きます。臀部と肩の角度は同じくらいになるようにし、腕の下と腿の間に、箱が置けるようなつもりで幅を取ります。

2. 静かにおへそを体の中心に向かって引き付け、 背中と頭を楽な状態で維持しましょう。

3. 前に向かってボールを転がします。その時、腕と足を使って移動し、肩と臀部で作った角度が変わらないように注意します。おへそを引き寄せる力は徐々に強めていきます。

4. 体勢が崩れる一歩手前まで来たら、ボールを転がすのを止めます。腰の位置が下がってしまうと体勢が崩れた証拠なので、その少し前で止めましょう。

5. 初心者は転がすのを止めた状態で3秒間維持し、そして元の状態まで戻ります。動きの早さは3秒かけて転がして、 3秒かけて元に戻るくらいにします。

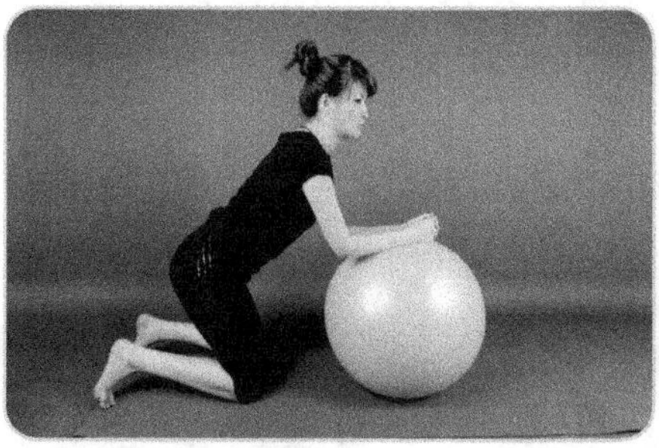

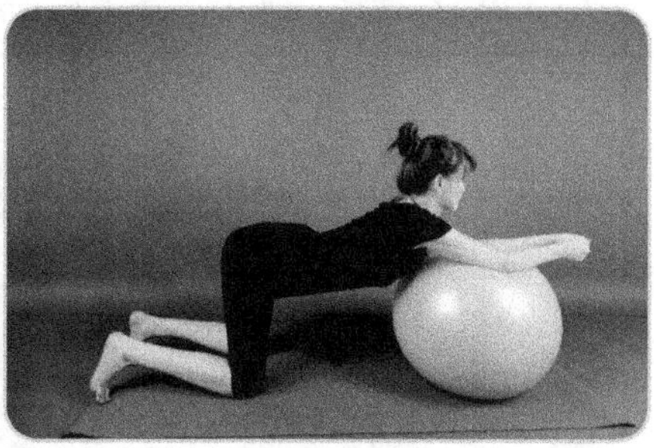

エクササイズボ ールを使っての腹筋

注意：この運動中にめまいがした場合は、　ボールの上ですこし前かがみになって座ってもかまいません。 それでもめまいが続くようなら、運動をすぐにやめましょう。

1. エクササイズボールの上に背中を乗せて横になります。　頭は背中と同じ角度で、ボールに触れている ようにします。
2. 舌が口腔の上の壁を触っているようにします。
3. ゆっくりと腹筋を使って起き上がります。その時、脊椎を頭から骨盤の方へと丸めるように起き上がる感覚でおこないましょう。
4. 戻るときは腰から頭の方へ、脊椎骨を一つずつ伸ばしていくつもりでおこないます。
5. 起き上がるときに息を吐き、横になるときに息を吸います。
6. 腕の位置

   初心者 — 腕を伸ばして前に突き出した状態
   中級者 — 胸の前で組んだ状態
   上級者 — 指の先を耳の後ろにつけて（手を使って頭や首をささえないように）
7. ゆっくりと、呼吸するくらいの速さでおこないましょう。
8. これを20回繰り返します。

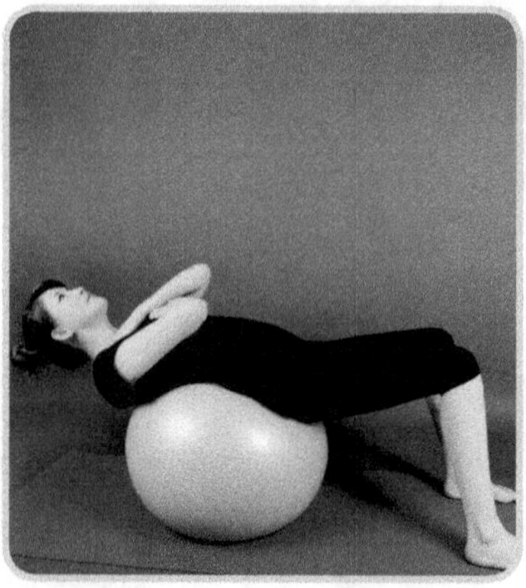

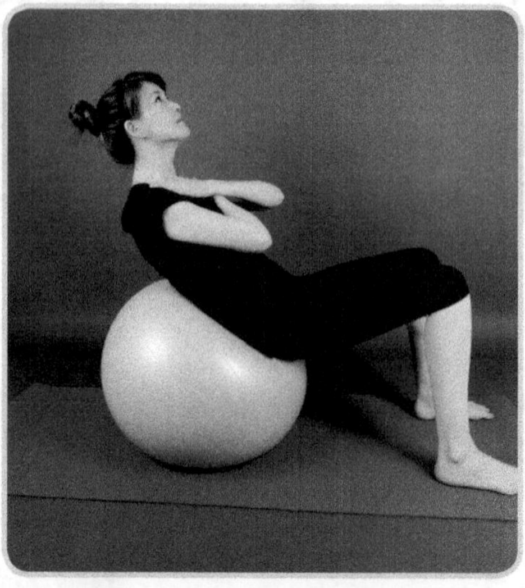

ダイナミックホース・スタンス

1. 手首が肩の真下にくるように、膝が臀部の真下にくるように手と膝を床につきます。
2. 腹筋に力をいれ、ゆっくりと右足を伸ばし、足先を少し外側にむけます。同時に左手を前に伸ばし、親指が上になるように手を回します。
3. 片側を1セットとして、10回おこないます。
4. 次に左足と右手で同じことをおこないます。

ストレッチ、可動性トレーニング、体幹安定エクササイズに加えて、水中でのエクササイズも出産後の運動に適しています。妊娠期間中に水中エクササイズ体験した人も多いと思いますが、水中エクササイズを気に入ったのであれば、出産後もぜひ続けて欲しいと思います。

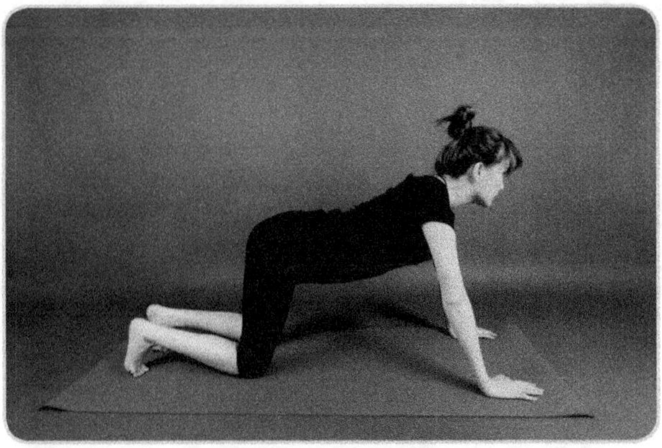

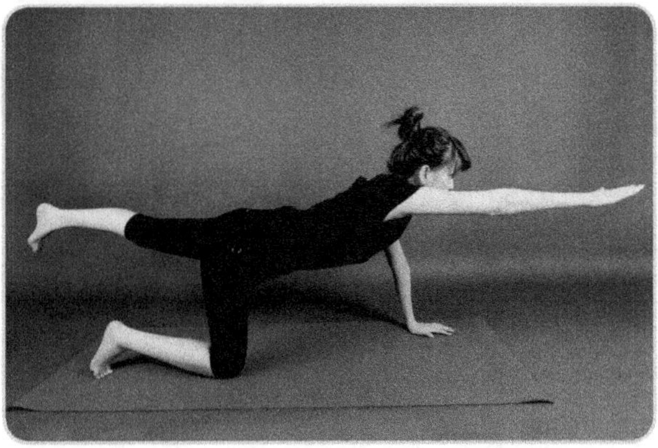

水中でのエクササイズ

水中でのエクササイズには様々な利点があります。そのひとつとして、関節にかかる負担が非常に軽くという点があります。また、体重が増加して体が重い場合には、水中の方が楽に運動がおこなえます。体全体にかかる水圧は体内の血行を良くします。血行が良くなると、腎臓の血流が効果的に流れ、その結果、妊娠中の体重増加の大きな原因である水分によるむくみが解消されます。更に、水圧が体内組織に溜まっている水分を動かし、排出させる働きをします。また、水中でのエクササイズと陸上でのエクササイズの後の体への負担を比較すると、水中エクササイズで与える負担の方が軽いと言われています。ですから、筋肉痛になる可能性が低いといえます。そして最後にもうひとつ重要な点として、水には心身を落ち着かせるという効果があります。精神に安定をもたらし、非常にリラックスすることができます。

加えて、水の抵抗によって、体の動きがゆっくりになります。今まで負荷の高い速い動きのエクササイズに慣れていた人でも、自分の動きを上手くコントロールできるようになります。陸上でおこなうと大変だと感じるエクササイズは、水中で挑戦してみるとうまくできるものです。水中では、体にかかる重力が軽くなるからです。

水中エクササイズでの抵抗は、陸上でのエクササイズで受ける空気による抵抗よりも非常に高くなります。ですから、歩いたり、体を上に動かすといった動作は陸上でおこなうよりとても難しくなります。また、水中では全方向から抵抗がかかってきます。数人のグループでおこなうエクササイズクラスでは、他の人の動きによって水流が起こり、更に抵抗が強くなります。

エクササイズをおこなうプールの水温は摂氏20度くらいが適温です。これより高温だと筋肉がほぐれすぎてしまうので、体に無理な負担がかかってしまいます。また、高温の水に入っていると母乳分泌を促進してしまいます。逆に水温が冷たすぎると、血管が細くなり、エクササイズ中の血流がわるくなってしまいます。プールの深さは水面が胸のあたりにくるのが適当です。そのくらいの深さがあれば、骨盤、胸、胸部全体をサポートしてくれます。また、上半身のエクササイズを正しくおこなうには、体が水中に浸かっている必要があります。水中エクササイズは、出産後膣からの出血が止まれば開始できます。これは、一般的に出産後3〜5週間後になります。

水中でのエクササイズの中でも、水泳が出産後のエクササイズにとても適しています。心肺機能も高めますし、筋力も付きます。初めは急がずにに数回プールを往復する程度からはじめ、だんだんとスピードを上げ、長時間泳げるように取り組みましょう。頭を水面に持ち上げることが多い泳ぎ方は避け、クロールで泳ぐようにしましょう。

休息とリラクゼーション

早く出産前の体型に戻りたい、本当に戻れるか心配だという気持ちも分かりますが、体が必要な休息を取ることも重要です。日中に長時間休憩したり、昼寝をする習慣のない人でも、休憩する時間を持つように注意しましょう。休憩はあなたと赤ちゃんの双方にとって役立つものです。幸せなお母さんは不機嫌なお母さんよりずっと良い影響を赤ちゃんに与えます。

赤ちゃんが実際に誕生し、お母さんであるあなたには多くのプレッシャーがかかっているはずです。その大変さは、あなたが考えていた以上であるでしょうし、妊娠期間よりも間違いなく大変だと思います。

ストレスは新しくお母さんになった女性の間で、最も重要視されるべき問題です。本人の体にも悪影響を与えますし、赤ちゃんにも、強いては配偶者にも悪影響を与えることになります。ストレスがかかると、人間の体はいろいろな体内機能をおこなわなくなり、生存に必要な部分だけ機能するように制限してしまいます。消化、体内の毒素排出、効率良い呼吸といった生存に必要でない部分にはそのしわ寄せが出ます。ストレスに対処する最善策は、全力でストレスの原因を取り除くことです。しかし残念なことに、肉体的な危険が主なストレスであった古代にはこの方法が通用しましたが、現代のストレスは一般的に精神的なものです。それでも、人間の体はストレスに対し同様に反応します。

ストレスに対する反応が体に長期間ある状態が続くと、ストレスを受けている状態が慢性的なものに変化してしまい、体の機能に著しい悪影響を与えてしまいます。

出産後のストレスには様々な要因が見られます。それらには、肉体的なもの、精神的なものの双方があります。肉体的な要因としては、疲労、睡眠不足、会陰の腫れ、便秘、関節痛、体力の低下、乳房の張りや重み、姿勢の変化などがあります。精神的にストレスを与える要因としては、赤ちゃんが長時間泣き止まない、寝つきが悪い、毎日が忙しすぎる、お母さんとして自分に自信がない、赤ちゃんの世話だけで毎日が終わり、周囲の人との関わりがないといった赤ちゃんに関する悩みや、体重がなかなか落ちないといったものがあります。

ストレスに対する体の反応には、頭や体を無理に曲げる、力が入って肩が持ち上がる、肘を曲げて体に引き寄せる、拳を握りしめる、歯を噛みしめて顎に力が入る、歯軋りなどがあります。ストレスがあると通常は心拍数も早くなり、血圧や呼吸数も早くなります。

体の機能を保つためにも、うまくストレスと付き合うことが重要です。リラックスする方法には様々な手段があります。ですが、根本にある原因解消に力を入れることも重要ですし、ストレスはあなたの体だけでなく間接的には赤ちゃんにも悪影響を与えることを忘れてはいけません。ですから、気持ちが安定させるために、時間を作ってリラクゼーション方法をおこなってみるようにしましょう。

よく使われるリラクゼーション法には３つの種類があります。

- **筋肉弛緩法** ― この方法は、体にある大きな筋肉をひとつずつ意識的に収縮、弛緩させてリラックスするものです。まずは横になってリラックスし、体の一箇所の筋肉を意識して力を加えます。力を加えたまま、筋肉が収縮した状態をしばらく維持してから、力を抜いて楽にします。つま先から筋肉の収縮・弛緩を始め、肩、顔へと上がっていきます。筋肉弛緩法は簡単にできるリラクゼーション法ですが、既に筋肉が凝り固まってしまっている人には困難かもしれません。

- **視覚を使った解消法** ― イメージ法とも呼ばれます。この方法は騒音のない静かな部屋でおこなうようにします。目を閉じて、できるだけ具体的な幸せのイメージを思い浮かべてください。これは心理学に基づいた手法ですが、試してみると非常に効果があると感じるはずです。

- **生理学を使ったリラクゼーション法** – Mitchell Method（ミシェル法）とも呼ばれ、相互抑制を用いたリラクゼーション法です。この方法では、ある筋肉をリラックスさせ、同時に別の筋肉を収縮させます。体全身の筋肉を順番に弛緩収縮させる方法です。
    - まずは肩に力を入れ、耳の方へと持ち上げます。この時、首は縮めずに伸ばしているように意識しましょう。
    - 肘をゆっくと体から離していきます。
    - 手を開いて指を伸ばし、ストレッチさせます。
    - 股関節を開くようにして、足を少し開きます。
    - 膝を楽な位置におきます。
    - つま先を持ち上げて、顔の方に向くようにします。
    - 体全体をあなたが横になっているベッドかマットレスに押し付けるようにします。
    - 頭を枕に押し付けるようにします。
    - 口を閉じて唇の間に隙間がない状態で、顎を引きます。
    - 舌を口腔の中央におきます。
    - 目を閉じ、暗くて何も見えない状態を意識します。
    - まゆ毛を額の上の方に引き上げるようにします。
    - 大きく深呼吸をしてから、息を吸えるだけ大きく吸い込み、それをゆっくりと吐き出します。

一連の動きができるようになったら、ひとつひとつの動作を意識してゆっくりとおこなうようにしましょう。

時間を取って体をリラックスさせる時には、ゆったりできる、楽な服装でいる必要があります。赤ちゃんの泣き声が聞こえない場所でくつろぐことが大切です。（誰か他の人に赤ちゃんを見てもらうか、赤ちゃんが眠っているならベビーモニターをつけておきます） その日にやってしまわないといけない家事や仕事のことは考えないようにします。忙しい毎日の中から作り出したこの時間は、その日の予定や今週の計画、人生設計について考えるために使わずに、リラックスするためだけに使いましょう。

生活スタイルの変化

出産後のエクササイズ以外にも、赤ちゃんの誕生と伴って育児としてすべきことがいろいろ増えたと思います。赤ちゃんを抱っこする、授乳する、赤ちゃんと遊ぶといった動きは、今までにはしなかったものです。それに加え、これまでずっとしてきた動きでも、体に悪影響を与える可能性がある急激な動きを避けて正しくおこなうように注意するものがあります。

以下に、出産後に注意すべき日常生活の変化をまとめました。

- ベッドから起き上がるときは、まずベッドの縁に座った状態になってからゆっくり立ち上がります。立ち上がる時は、最低限の負担で済むように、膝と足の開き具合を揃えます。

- 赤ちゃんを抱っこする時は片腕を使っておこない、疲れてきたらもう片方の腕と交換するのが良いようです。お母さんには、腰を少し横に傾けて、片側に抱っこした赤ちゃんを自分の腰の脇に乗せるようにして立つ傾向があります。このような状態が長時間続くと腰椎を大きく圧迫することになります。

- 背中を丸めてソファに深く座り込んだような状態で授乳や赤ちゃんの食事をしないようにしましょう。あなたが背筋を伸ばして赤ちゃんの食事の世話ができる椅子を用意しましょう。足が床に届かないようなら、クッションを足元に置きます。

- 赤ちゃんの沐浴用のバスタブは水が入った状態で持ち上げないようにします。お湯を捨てる際に簡単にできるように、大人のバスタブの中におけるタイプを選ぶことをお勧めします。

- チェンジングテーブル（オムツ替テーブル）は、大人の腰の高さ位のものだとオムツ交換が負担なくできます。チェンジングテーブルがない場合は、ベッドに赤ちゃんを乗せて片膝を立てた状態でおむつ交換しましょう。

脊柱側湾症がある妊婦さんへ最後に…

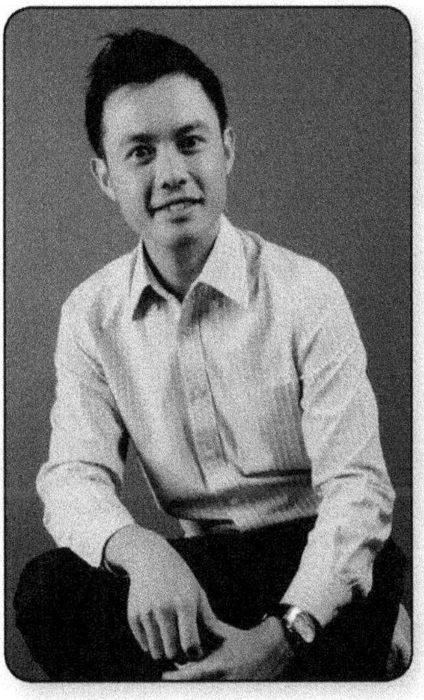

あなたが脊柱側湾症患者さんであっても、妊娠について何も恐れることはありません。妊娠中にあなたの体に起こる変化は、他の女性とまったく変わりがありません。たったひとつ、背骨に与える影響にだけ注意して、脊椎に余分な圧迫がかからないようにするのが、あなたが妊娠中に気をつけるべきことです。本書で説明したアドバイスを参考にして、あなたの脊椎と赤ちゃん双方の健康を守る食生活を送りましょう。そして、紹介したエクササイズをおこなえば、何も心配することはありません。

正しい情報を身につければ、妊娠中の9ヶ月間をうまく過ごせ、出産後にも何の問題も起こらないはずです。妊娠中に何のトラブルもなく過ごせるのは夢のような話かもしれません。誰でも何らかのトラブルが妊娠中にはあるものです。女性の体には妊娠によって、今まで経験したことのないようなさまざまな変化が起きるのですから。

そのためにあなたが出来ることは、妊娠中に起こりうる変化に、できるだけうまく対処できるように、その変化の内容と準備について、本などから知識を蓄えることです。

食生活とエクササイズが、妊娠生活を体調良く過ごす大きなポイントになります。健康に良い、そしてあなたの骨に役立つ食生活を送るようにしましょう。妊娠中、そして出産後にそれぞれ適当なエクササイズをおこなうことで、体調と体型を整え、ストレス解消をしましょう。食生活とエクササイズに充分気をつけて、生活管理をした女性の方が、妊娠・出産に体験するトラブルが非常に少ないとされています。

いろいろな疾患を治療し、症状がある人々の生活を改善するために、日々新しい研究がおこなわれ、より良い技術が開発されています。脊柱側湾症患者さんが楽に出産できるためにおこなわれている新しい研究の情報収集を続けるようにしてください。

最後に、脊柱側湾症と妊娠を配慮した食生活をおこない、活動的な生活スタイルを続けていけば、妊娠期間を問題なく過ごし、待望の赤ちゃんをその腕に抱く日があっという間に来るはずです。

素晴らしい妊娠生活・出産が出来ることを願っています！

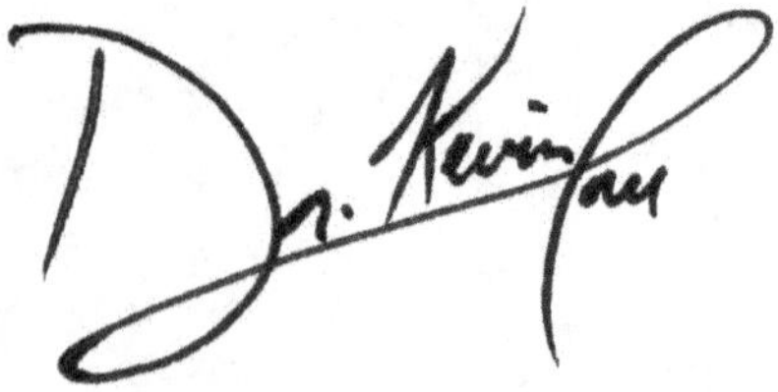

ケビン・ラウ博士

参考文献

1. Warren M.P., Brooks-Gunn J., Hamilton L.H., Warren L.F. and Hamilton W.G. (1986). Scoliosis and fractures in young ballet dancers: relation to delayed menarche and secondary amenorrhea. N Engl J Med, 314:1348—1353.

2. Nowak, A. and Czerwionka-Szaflarska. M. (1998) Clinical picture of mitral valve proplapse syndrome in children - a study of a selfselected material. Med Sci Monit, 4(2): 280-284

3. Akella P., Warren M.P., Jonnavithula S. and Brooks-Gunn J. (Sept, 1991) Scoliosis in ballet dancers. Med Probl Performing Artists. 84—86.

4. Tanchev, P.I., Dzherov, A.D., Parushev, A.D., Dikov, D.M., and Todorov, M.B. (Jun, 2000). Scoliosis in rhythmic gymnasts. Spine, vol 25 (issue 11): 1367-72

5. Omey, M.L., Micheli, L. J. and Gerbino, P.G. (2000). Idiopathic scoliosis and spondylolysis in the female athlete: Tips for treatment. Clinical orthopaedics and related research, 372, 74-84

6. Riseborough E. and Wynne-Davies R. (1973) A genetic survey of idiopathic scoliosis in Boston. J Bone Joint Surg Am, 55:974-982.

7. Czeizel A., Bellyei A., Barta O., et al. (1978) Genetics of adolescent idiopathic scoliosis. J Med Genet, 15:424-427.

8. Weinstein S.L., Zavala D.C. and Ponseti I.V. (Jun, 1981). Idiopathic Scoliosis: long-term follow-up & prognosis in untreated patients. J Bone Joint Surg Am, 63(5): 702-12.

9. Fayssoux, R.S., Cho, R.H. and Herman M.J. (2010) A History of Bracing for Idiopathic Scoliosis in North America Clin Orthop Relat Res, 468:654–64.

10. Coillard C., Circo A.B. and Rivard C.H. (November, 2010) SpineCor treatment for Juvenile Idiopathic Scoliosis: SOSORT award 2010 winner. Scoliosis, 5:25, doi: 10.1186/1748-7161-5-25.

11. Negrini S., Minozzi S., Bettany-Saltikov J., Zaina F., Chockalingam N., Grivas T.B., Kotwicki T., Maruyama T., Romano M. and Vasiliadis E.S. (2010) Braces for idiopathic scoliosis in adolescents. Cochrane Database of Systematic Reviews, Issue 1. Art. No.: CD006850.

12. Dale, E. Rowe, M.D., Saul, M. Bernstein, M.D., Max, F. Riddick, M.D., Adler, F. M.D., Emans. J.B. M.D. and Gardner-Bonneau, D. Ph.D. (May, 1997). A Meta-Analysis of the Efficacy of Non-Operative Treatments for Idiopathic Scoliosis, The Journal of Bone and Joint Surgery 79:664-74.

13. Nachemson, A.L. and Peterson, L.E. (1995). Effectiveness of treatment with a brace in girls who have adolescent idiopathic scoliosis. A prospective, controlled study based on data from the Brace Study of the Scoliosis Research Society. The Journal of Bone and Joint Surgery, 77(6), 815-822.

14. Dolan L.A. and Weinstein SL. (Phila Pa 1976; Sep, 2007) Surgical rates after observation and bracing for adolescent idiopathic scoliosis: an evidence-based review. Spine, 1: 32(19 Suppl): S91-S100.

15. Ogilvie J., Nelson L., Chettier R. and Ward K. (2009) Does bracing alter the natural history of Adolescent Idiopathic Scoliosis? Scoliosis, 4(Suppl 2): O59.

16. Karol L.A. (Phila Pa 1976; Sep, 2001). Effectiveness of bracing in male patients with idiopathic scoliosis, 26(18): 2001-5.

17. Weiss H.R. (Jan 1, 2001). Adolescent Idiopathic Scoliosis: The Effect of Brace Treatment on the Incidence of Surgery. Spine, 26(1), 42-47.

18. Morningstar M.W., Woggon D. and Lawrence G. (Sep, 2004) Scoliosis treatment using a combination of manipulative and rehabilitative therapy: a retrospective case series. BMC Muculoskelet Disord, 14(5): 32. REFERENCES 343

19. Dickson, R. A. and Weinstein, S. L. (Mar, 1999). Bracing (And Screening) — Yes Or No?, British Editorial Society of Bone and Joint Surgery, 81(2): 193-8.

20. Farley, D. (Jul, 1994). Correcting the curved spine of scoliosis - includes related article on X-ray safety. FDA Consumer. 28(6):26-29.

21. Humke T., Grob D., Scheier H. and Siegrist H. (1995) Cotrel-Dubousset and Harrington Instrumentation in idiopathic scoliosis: a comparison of long-term results. Eur Spine J, 4(5): 280-3.

22. Mohaideen A., Nagarkatti D., Banta J.V. and Foley C.L. (Feb, 2007) Not all rods are Harrington - an overview of spinal instrumentation in scoliosis treatment. Pediatr Radiol, 30(2): 110-8.

23. Steinmetz M.P., Rajpal S. and Trost G. (Sep, 2008) Segmental spinal instrumentation in the management of scoliosis. Neurosurgery, 63(3 Suppl): 131-8.

24. Margulies J.Y., Neuwirth M.G., Puri R., Farcy F.V. and MirovskyY. (Apr, 1995) Cotrel Dubousset and Wisconsin segmental spine instrumentation: comparison of results in adolescents with idiopathic scoliosis King Type II. Contemp Orthop, 30(4): 311-4.

25. Sucato D.J. (Phila Pa 1976; Dec, 2010) Management of severe spinal deformity: scoliosis and kyphosis. Spine, 35(25): 2186-92.

26. Shamji M.F. and Isaacs R.E. (Sep, 2008) Anterior-only approaches to scoliosis. Neurosurgery, 63(3 Suppl): 139-48.

27. Wilk B., Karol L.A., Johnston C.E., 2nd, Colby S. and Haideri N. (2006) The Effect of Scoliosis Fusion Surgery on Spinal Ranges of Motion: a Comparison of Fused & Nonfused Patients with

28. Idiopathic Scoliosis. Spine, 31(3): 309-314. 344 HEALTH IN YOUR HANDS

29. Yawn, B.P., Yawn, R.A., Roy A. (Sep 15, 2000). The estimated cost of school scoliosis screening. Spine, 25(18):2387-91.

30. Danielsson, A.J., Wiklund, I. , Pehrsson, K. and Nachemson, A.L. (Aug, 2001). Health-related quality of life in patients with adolescent idiopathic scoliosis: a matched follow-up at least 20 years after treatment with brace or surgery. European Spine Journal. 10(4), 278-288

31. Akazawa1, T., Minami1, S., Takahashi1 K., Kotani1 T., Hanawa T. and Moriya1 H. (Mar, 2005) Corrosion of spinal implants retrieved from patients with scoliosis. J Orthop Sci, 10(2):200-5.

32. Wilk B., MS; Karol L.A., MD; Johnston C.E., II MD; Colby S. and Haideri, N. PhD (Feb 22, 2006). The Effect of Scoliosis Fusion Surgery on Spinal Ranges of Motion: a Comparison of Fused & Nonfused Patients with Idiopathic Scoliosis. Spine, 31(3):309-314.

33. Donovan P. (Mar 21, 2008). Grow Your Own Probiotics, Part 1: Kefir, NaturalNews, Naturalnews.com, http://www.naturalnews. com/022822. html.

34. Nachemson AL, Peterson LE. Effectiveness of treatment with a brace in girls who have adolescent idiopathic scoliosis. A prospective, controlled study based on data from the Brace Study of the Scoliosis Research Society. J Bone Joint Surg Am. June 1995;77(6):815-822.

35. Mary G. Enig, PhD. (Dec 31, 2000). Fatty Acid Requirements for Women, Weston A. Price, www.westonaprice.org , http://www.westonaprice.org/know-your-fats/fatty-acid-requirements-for-women.

36. Pam Schoenfeld . (Apr 1, 2011). Vitamin B6, The Under-Appreciated Vitamin, Weston A. Price, http://wwwwestonaprice.org/vitamins-and-minerals/vitamin-b6-the-under-appreciated-vitamin.

37. NRC (National Research Council). Recommended dietary allowances. 10th ed. Washington, DC: National Academy of Sciences, 1989.

38. Clapp JF III. Exercise in pregnancy: a brief clinical review. Fetal Medical Review1990;161:1464–9.

39. Artal R, Wiswell RA, Drinkwater BL, eds. Exercise in pregnancy. 2nd ed. Baltimore: Williams and Wilkins, 1991.

40. Frequently Asked Questions, National Scoliosis Foundation, http://www.scoliosis.org/faq.php.

41. Dr. Stuart Weinstein, Prof of Orthopedic Surgery, University of Iowa. (July, 2008). Scoliosis, Questions and Answers about Scoliosis in Children and, National Institute of Arthiritis and Musculoskeletal and Skin Diseases (NIAMS), http://www.niams.nih.gov/Health_Info/Scoliosis/.

42. Jason C. Eck, DO, MS. Scoliosis, MedicineNet, http://www.medicinenet.com/scoliosis/article.htm.

43. Caroline Arbanas. (Sep 5, 2007). Scoliosis gene discovered, may assist in diagnosis, treatment, Washington University in St. Louis, http://news.wustl.edu/news/Pages/9935.aspx.

44. Raynham, MA. (December 1, 2010). New Study Shows DNA Test Highly Accurate In Predicting Curve Progression in Scoliosis Patients, J&J, http://www.jnj.com/connect/news/all/new-study-shows-dna-test-highly-accurate-in-predicting-curve-progression-in-scoliosis-patients.

45. Dr. Kevin Lau D.C. (2010), Your Plan for Natural Scoliosis Prevention and Treatment, Health in Your Hands, Third Edition, Pg 33

46. Betz-RR; Bunnell-WP; Lambrecht-Mulier-E; MacEwen-GD J-Bone-Joint-Surg-Am. 1987 Jan; 69(1): 90-6 http://www.scoliosisnutty.com/pregnancy-scoliosis.php.

47. In-Depth Report, Scoliosis, Surgery (November 28, 2011), NY Times, http://health.nytimes.com/health/guides/disease/scoliosis/surgery.html.

48. Singer, Katie, The Garden of Fertility: A Guide to Charting Your Fertility Signals to Prevent or Achieve Pregnancy--Naturally--and to Gauge Reproductive Health, Avery/Penguin, 2004.

49. Built in Birth Control: How Too Much – Or Too Little – Body Fat Could Be Harming Your Fertility, A Special Report from Getting-Pregnant.com, http://www.getting-pregnant.com.

50. Linda Bradley, Menstrual Dysfunction, Cleveland Clinic, Center for Continuing Education, Disease Management Project, http://www.clevelandclinicmeded.com/medicalpubs/diseasemanagement/womens-health/menstrual-dysfunction/.

51. Kristen Burgess. A 7 Part Natural Fertility Course, Getting-Pregnant, http://www.getting-pregnant.com.

52. Lisa Bianco-Davis. (September 20, 2005), Modern Baby Books: Full of Bad Advice Weston A. Price Foundation, http://www.westonaprice.org/childrens-health/modern-baby-books.

53. Guidelines of the American College of Obstetricians and Gynecologists for exercise during pregnancy and the postpartum period, British Journal of Sports Medicine, http://bjsm.bmj.com/cgi/content/full/37/1/6.

54. Weston A. Price Foundation. (January 10, 2004), Diet for Pregnant and Nursing Mothers, Weston A. Price Foundation, http://www.westonaprice.org/childrens-health/diet-for-pregnant-and-nursing-mothers.

55. What to Expect When You're Expecting by Arlene Eisenberg, Heidi E Murkoff & Sandee E Hathaway, BSN, Workman Publishing Company, 2002.

56. Dr. Kevin Lau D.C. (2010), Your Plan for Natural Scoliosis Prevention and Treatment, Health in Your Hands, Third Edition, Pg 77.

57. Sally Fallon and Mary G. Enig, PhD. (March 29, 2002), Vitamin A Saga, Weston A. Price Foundation, http://www.westonaprice.org/fat-soluble-activators/vitamin-a-saga.

58. Jane E. Brody. (October 7. 1995), Study Links Excess Vitamin A and Birth Defects, The New York Times, http://www.nytimes.com/1995/10/07/us/study-links-excess-vitamin-a-and-birth-defects.html.

59. Kenneth J. Rothman and et al. (November 1995), The New England Journal of Medicine: Teratogenicity of High Vitamin A Intake.

60. AAP News Room. (October 13.2008), New Guidelines Double The Amount Of Recommended Vitamin D, American Academy of Pediatrics, http://www.aap.org/pressroom/nce/nce08vitamind.htm.

61. Devereux G. Early life events in asthma – diet. Pediatr Pulmonol. 2007;42(8):663-73.

62. Hoogenboezem, T. Degenhart, H. J. De Muinck Keizer-Schrama, et al., "Vitamin D Metabolism in Breast-Fed Infants and their Mothers," Pediatric Research, 1989; 25: 623-628.

63. Ala-Houhala, M. Koskinen, T. Terho, A. Koivula, T. Visakorpi, J. "Maternal compared with infant vitamin D supplementation," Archives of Disease in Childhood, 1986; 61: 1159-1163.

64. American Academy of Pediatrics, Committee on Nutrition. "The prophylactic requirement and the toxicity of vitamin D," Pediatrics, March 1963; 512-525.

65. Standing Committee on the Scientific Evaluation of Dietary Reference Intakes and its Panel on Folate, Other B Vitamins, and Choline and Subcommittee on Upper Reference Levels of Nutrients, Food and Nutrition Board, Institute of Medicine. Dietary Reference Intakes for Thiamin, Riboflavin, Niacin, Vitamin B6, Folate, Vitamin B12, Pantothenic Acid, Biotin, and Choline. Washington, DC: National Academy Press (1998) pp. 196-305.

66. Kelly P, McPartlin J, Goggins M, Weir DG, Scott JM. Am J Clin Nutr. 1997;65(6):1790-5.

67. Zeisel, SH. The fetal origins of memory: the role of dietary choline in optimal brain development. J Pediatr. 2006;149:S131-S136.

68. Standing Committee on the Scientific Evaluation of Dietary Reference Intakes and its Panel on Folate, Other B Vitamins, and Choline and Subcommittee on Upper Reference Levels of Nutrients, Food and Nutrition Board, Institute of Medicine. Dietary Reference Intakes for Thiamin, Riboflavin, Niacin, Vitamin B6, Folate, Vitamin B12, Pantothenic Acid, Biotin, and Choline. Washington, DC: National Academy Press (1998) pp. 399-422.

69. Rees WD, Wilson FA, Maloney CA. Sulfur amino acid metabolism in pregnancy: the impact of methionine in the maternal diet. J Nutr. 2006;136(6 Suppl):1701S-1705S.

70. Brooks AA, Johnson MR< Steer PJ, Pawson ME, Abdalla HI. Birth weight: nature or nurture? Early Human Dev. 1995;42(1):29-35.

71. Crawford MA. Postgrad Med J 1980 Aug;56(658):557-62.

72. Al MD, van Houwelingen AC, Hornstra G. Am J Clin Nutr 2000 Jan;71(1 Suppl):285S-91S.

73. Dr. Kevin Lau D.C. (2010), Your Plan for Natural Scoliosis Prevention and Treatment, Health in Your Hands, Third Edition, Pg 126.

74. Dr. Kevin Lau D.C. (2010), Your Plan for Natural Scoliosis Prevention and Treatment, Health in Your Hands, Third Edition, Pg 145.

75. Dr. Kevin Lau D.C. (2010), Your Plan for Natural Scoliosis Prevention and Treatment, Health in Your Hands, Third Edition, Pg 180.

76. Dr. Kevin Lau D.C. (2010), Your Plan for Natural Scoliosis Prevention and Treatment, Health in Your Hands, Third Edition, Pg 89.

ヘルス・イン・ユア・ハンド

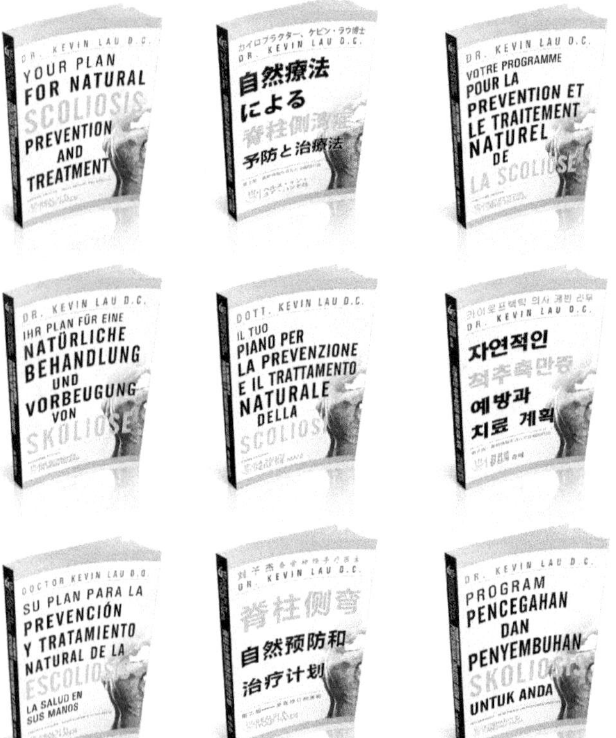

ケビン・ラウ博士が、
脊柱側湾症の矯正と症
状改善に最も有効で、
自然な治療法を
紹介します。

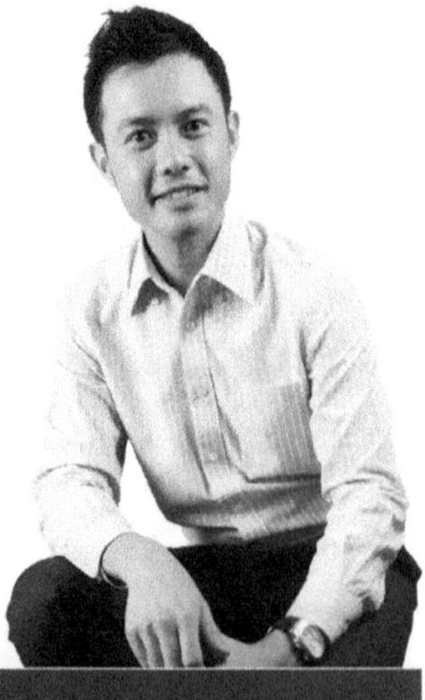

本書には以下の内容が掲載 ：

- 側湾症に関する最新の研究と真の原因
- なぜ装具着用と手術は、単に症状を除去するだけで、側湾症の根本原因には役立たないのか
- 最新の治療法とその効果
- 側湾症患者によくみられる症状とは
- 若い時期での早期発見が、その後の患者の人生に与える良い影響
- 栄養素の不足がどのように私達の体に病気をもたらすのか、また脊椎に与える影響とは何か
- 側湾症患者における、筋肉・靭帯の動き
- 自分の側湾症に合わせ、忙しい毎日のスケジュールでも可能な運動療法
- 患者に最も役立つエクササイズと、避けるべき運動
- 姿勢をよくするためのアドバイス、腰痛の改善方法
- 他の側湾症患者さんからの励まされる実体験やケーススタディ
- 患者さんを取り巻く家族や友達へのアドバイス

ScolioTrack

ヘルス・イン・ユア・ハンド

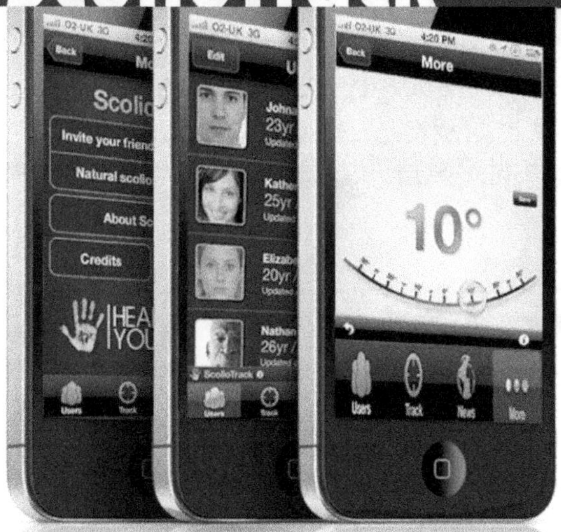

スコリオトラックは、アメリカの医師が使用する検診で背骨の歪み角度を測定する脊柱側湾計のように、iPhoneの加速度センサーを使って個人の脊柱側湾症の状態を月ごとに記録できる、安全で画期的な自宅でできる脊椎側湾計です。脊柱側湾計とは、脊椎の湾曲度を確認するのに用いられ、おじぎをした状態で背中の歪みを測る器具です。脊椎が異常な湾曲をおこす障害である脊柱側湾症の診察や経過確認にときおり使用されています。

プログラムの特徴：

- 複数人での使用も可能で、今後の湾曲の進行や改善の記録として個々のデータをiPhoneで簡単に保存できる
- 脊柱側湾症の進行がグラフ化でき、月ごとの変化が簡単に把握できる
- 脊柱側湾症の診察や治療計画に重要な指標となる個人の胴体旋回角度が記録できる
- 脊柱側湾症に関する最新のニュースを表示し、利用者に情報を提供する。
- 個人の身長と体重を記録 - 成長過程である10代の患者や、健康管理に気づかう成人にも最適な機能
- 使用方法と簡単に使えるガイドがつき、誰にでも手軽に、家庭で側湾症の記録が取れる

ヘルス・イン・ユア・ハンド

エクササイズDVD

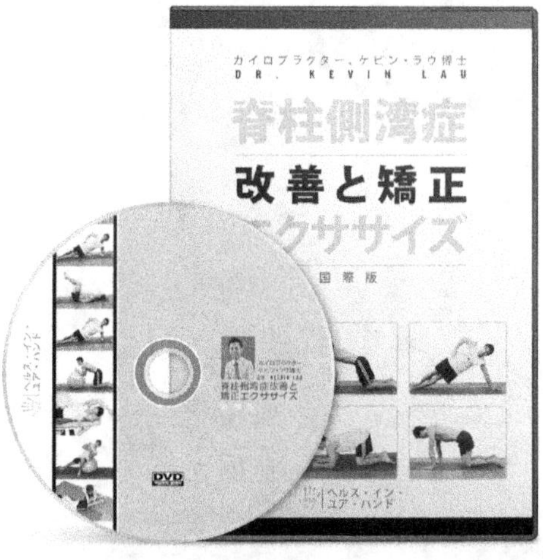

側弯症エクササイズDVD

自宅で手軽に、側弯症矯正
エクササイズをおこなえます

脊柱側弯症患者さんにとって、このDVDの利点は:

- ラウ博士の同タイトル著書"ヘルス・イン・ユア・ハ ンド：自然療法による脊柱側弯症予防と治療法"に紹介されているエクササイズを60分間のDVDにまとめました。
- 体のバランスを整える章では、脊柱側弯症患者のコリをほぐすための正しいストレッチの仕方を詳しく説明しています。
- 体幹を鍛える章では、脊椎に安定性をもたらす筋肉を鍛えることに注目しています。
- 体軸を整えるエクササイズをおこなえば、皆さんの脊椎全体のゆがみを改善できるはずです。
- DVDで取り上げられているエクササイズは手術前の方にも、また手術後のリハビリとしても適しています。
- 痛みのある方でも安全にエクササイズできます。

最新情報をチェック

最新の健康アドバイス、ニュース、情報を以下のサイトでチェックしてください。Facebookではケビン・ラウ先生に本やiPhoneアプリ、エクササイズDVDに関する質問を直接問い合わせるチャンスがあります。

facebook　www.facebook.com/Scoliosis.jp

YouTube　www.youtube.com/DrKevinLau

Blogger　www.DrKevinLau.blogspot.com

twitter　www.twitter.com/DrKevinLau

mixi　www.mixi.jp/show_profile.pl?id=49406121

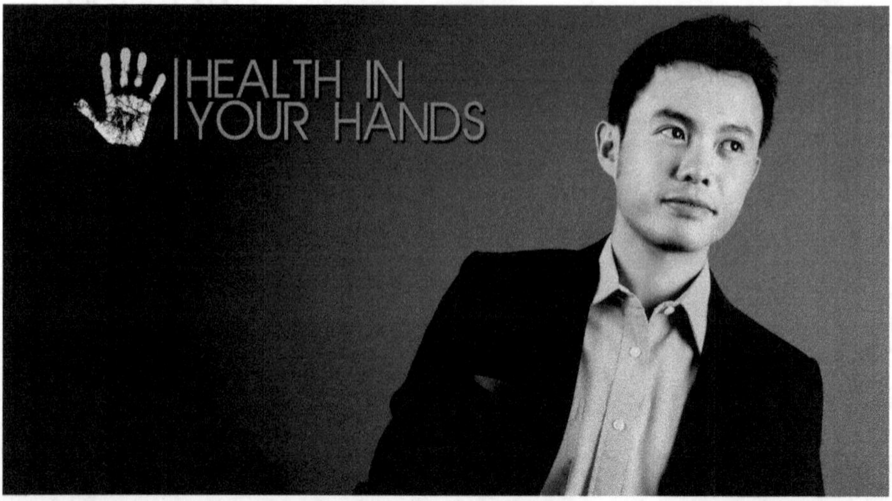

www.ingramcontent.com/pod-product-compliance
Lightning Source LLC
Chambersburg PA
CBHW051453170526
45166CB00001B/227
* 9 7 8 1 4 8 4 8 7 2 6 5 9 *